Grantly Dick-Read

Der Weg zur natürlichen Geburt

Mit Übungsbeispielen

Hoffmann und Campe

Herausgegeben und mit einem Nachwort versehen
von Dr. med. Rudolf Hellmann,
Chefarzt der Privat-Frauenklinik Dr. Hellmann, Hamburg

Titel der Originalausgabe:
Antenatal Illustrated, The Natural Approach to Happy Motherhood
Aus dem Englischen übertragen von Dr. med. Margarete Schmidt-Schütt

11. Auflage, 101. bis 110. Tausend 1976
© 1956 Hoffmann und Campe Verlag, Hamburg
Umschlag Jan Buchholz und Reni Hinsch
Gesetzt aus der Borgis Garamond-Antiqua
Herstellung: Hans Kock, Buch- und Offsetdruck, Bielefeld
ISBN 3-455-01452-6. Printed in Germany

VORWORT

Ich empfinde es als Ehre, diesem kleinen, aber wichtigen Buch ein Vorwort voranschicken zu können. Es geschieht nicht oft, daß ein Autor seinen Lesern erklären darf, sein Werk sei ebensosehr das ihre wie das seine, und ohne ihre Mithilfe hätte er es nicht zu schreiben vermocht.

Männer sind sehr im Nachteil, wenn die Eindrücke von Frauen während ihrer Entbindung zur Sprache kommen. Es gibt so manche Punkte, bei deren Erörterung ich mich immer wieder auf die Aussagen der Frauen selbst verlassen muß; denn obwohl mir durch jahrelange Beobachtungen alle Vorgänge bei der natürlichen Geburt vollkommen klargeworden sind, vermag ich dennoch nicht so darüber zu schreiben wie von einer persönlichen Erfahrung.

Es läßt sich nicht verheimlichen, daß ich weder ein Kind zur Welt gebracht noch an einem Lehrgang für werdende Mütter teilgenommen habe. Ich habe diese Unzulänglichkeit auch nie abgestritten, wenn entrüstete Frauen den Einwand erhoben: »Hat *er* jemals ein Kind bekommen? Was weiß er schon davon!« Aber alle diejenigen, die mir geholfen haben, diese Kapitel zu schreiben, sind Mütter, die ihre Kinder auf natürliche Weise geboren haben, und ihnen allen danke ich, daß sie sich so bereitwillig zur Mitarbeit zur Verfügung stellten.

Vier Jahre habe ich in Johannesburg praktiziert, wo ich den Impuls zu meiner Lehre empfing. Meine Frau, die über den Tiefstand der Schwangerschaftsberatung in der »Goldstadt« entsetzt war, richtete dort aus eigenem Antrieb Kurse ein, in denen sie Frauen für die Geburt vorbereitete und unterwies. Sie besitzt weder akademische Grade noch Diplome, sondern ist einzig durch die Schule der Erfahrung und jahrelange enge und interessierte Zusammenarbeit mit mir qualifiziert.

Ihr erstes Kind kam einer schweren Erkrankung wegen durch Kaiserschnitt zur Welt, ihr zweites — ein achteinhalb Pfund schwerer Junge — wurde auf ganz natürliche Weise geboren.

Jede Frau, die ihre Kurse besuchte — mehrere hundert waren Angehörige der verschiedensten europäischen Nationen —, wurde für sie zum Objekt von Beobachtungen und Forschungen, deren Ziel es war, die Sorgen und Ängste der Schwangeren zu verstehen und Seele und Körper für die natürliche Geburt ihres Kindes vorzubereiten, zugleich aber auch den einfachsten Weg zu finden, um die besten Resultate zu erzielen. Ihr Verfahren, die vorgeburtliche Unterweisung zu vereinfachen, breitet sich überall dort aus, wo die Methoden der natürlichen Geburt angewandt werden.

Sie war bei den meisten Entbindungen ihrer Schülerinnen zugegen. Ihre Assistentin setzte die Leitung der Kurse bis zum Tage vor der Geburt ihres eigenen Kindes fort, und diese Entbindung selbst war ein vorbildliches Beispiel für den idealen Ablauf einer Geburt, wie ihn meine Frau für ihre Schülerinnen anstrebte.

Ich, als Mann, habe von Hunderten meiner Patientinnen so viel gelernt, daß ich nun seit langen Jahren den werdenden Müttern in allen zivilisierten Ländern der Erde eine frohe Botschaft der Ermutigung zu senden vermag.

Ich bin deshalb allen, die meine Lehre und meine Methode in die Praxis umgesetzt haben, aufrichtig dankbar, aber ohne meine Frau als Mittlerin und Beraterin hätte ich das bis in alle Einzelheiten gehende Wissen um die seltsamen Vorgänge in der weiblichen Seele — jener Festung, deren Geheimnisse dem Mann nicht zugänglich sind — nie erwerben können.

G. D.-R.

AN FRAUEN, DIE EIN KIND ERWARTEN

Mehr als fünfundneunzig Prozent aller Frauen können ihre Kinder gefahrlos und ohne unerträgliche Schmerzen zur Welt bringen. Die Geburt eines Kindes ist ein natürlicher Vorgang, und nur der Mangel an Vorbereitung und Verständnis auf seiten der Patientinnen selbst und ihres Pflegepersonals hat dazu geführt, sie fast einem chirurgischen Eingriff gleichzustellen. Sie ist das wichtigste Ereignis im Leben der Frau. Gesundheit und Glück von Müttern, Ehemännern und Familien hängen weitgehend von der Betreuung ab, die der Gebärenden zuteil wird.

Eine Geburt ist heutzutage die einzige Arbeit, deren fehlerlose Ausführung man zivilisierten Frauen zumutet, ohne daß sie dafür vorbereitet und ausgebildet worden sind. Das ist ein grober Fehler. Man darf mit Recht annehmen, daß sogar Tiere ihr Wissen über das Zur-Welt-Bringen und Aufziehen der Jungen irgendwie an ihre Sprößlinge weitergeben. Man kann das den natürlichen Instinkt nennen, der im Grunde doch wohl darin besteht, daß auf irgendeine Weise, die wir nicht verstehen, ein Impuls wirkt, im richtigen Augenblick das Richtige zu tun.

Überall auf der Erde ist in unserer Zeit das Kindergebären für Frauen, die auf die Geburt vernünftig vorbereitet und während der Entbindung sachgemäß betreut werden, ein Erlebnis voll tiefer Befriedigung und Freude; und jede Frau hat das Recht, daß man ihr Gelegenheit gibt, die Methoden zu erlernen, die eine Geburt zum freudigen Erlebnis statt zur Qual werden lassen.

Dies kleine Buch kann nicht alle Einzelheiten dieser Methoden darstellen, sondern will nur vier wesentliche Faktoren angeben, die jeder normalen, gesunden Frau helfen können, auf natürliche Weise ein gesundes Kind zu gebären. Diese vier Vorbereitungspunkte sind:

a) Aufklärung
b) Anleitung zu richtiger Atmung
c) Entspannungsübungen
d) Gymnastik.

Diejenigen, die mehr über diese Dinge zu erfahren wünschen, werden in meinem Buch »Mutterwerden ohne Schmerz — Die natürliche Geburt« alle Fragen über Schwangerschaft und Geburt beantwortet finden. Je genauer Eheleute darüber Bescheid wissen, um so leichter wird es für jeden Teil von ihnen sein, sich von Furcht freizumachen und im Familienleben wahre Gemeinschaft zu finden.

So weit auch unsere Kenntnisse über das Menschengeschlecht zurückreichen, immer ist das Kindergebären ein notwendiger und natürlicher Bestandteil des Lebens gewesen. Bis dann vor etwa hundert Jahren, um 1865, das Chloroform und die Desinfektionsmittel erfunden wurden. Diese für die Chirurgie so segensreichen Substanzen ließen Eingriffe in den normalen Ablauf der Geburt leichter und gefahrloser erscheinen, und so begann die Ära der geburtshilflichen »Vielgeschäftigkeit«. Allgemein wurde angenommen, daß Schmerzen bei der Geburt unvermeidbar seien, da man sich nicht die Mühe nahm, deren Ursache und Verhütung zu erforschen. Die modernen wissenschaftlichen Methoden erwiesen sich zwar für die Behandlung abnormer Fälle von unschätzbarem Wert, aber dann schlugen die Wissenschaftler den bequemeren Weg ein, und anstatt für das Schmerzproblem eine Lösung zu suchen, behandelten sie nun alle Gebärenden so, als ob sie krank oder in irgendeiner Weise nicht normal wären. Etwa fünfzig Jahre hindurch haben Eingriffe bei unkomplizierten Fällen Müttern und Kindern mehr Schaden zugefügt als irgend etwas anderes.

Glücklicherweise hat aber jetzt der gesunde Menschenverstand erkannt, daß eine Geburt weder ein abnormer Vorgang noch eine Krankheit ist, sondern eine Leistung, die für Mütter und Kinder Wohlbefinden und Gesundheit zur Folge hat und das Heim mit Glück erfüllt, und daß eine bei vollem Bewußtsein erlebte Entbindung nicht nur für Seele und Körper der Frau, sondern auch für die des Neugeborenen von unschätzbarem Wert ist.

Aber wie alles andere, das zu besitzen sich wirklich lohnt, müssen wir uns auch dieses erarbeiten, und welche Vorteile ein Wohlfahrtsstaat mit kostenlosem Gesundheitsdienst immer haben — oder nicht haben — mag, eine Mutter kann weder ihre Kinder für Geld erwerben, noch kann der Ehemann die Kinder für seine Frau von den zuständigen Behörden beziehen. Männer und Frauen, die den Willen haben, ihre besonderen Aufgaben für Heim und Familiengründung zu erfassen, bereuen niemals die dafür aufgewendete Mühe. Kinder bringen entweder Glück oder Unglück ins Haus — ebenso sicher wie das Zuhause die Kinder glücklich oder unglücklich werden läßt. Für die Gemeinschaft und Liebe zwischen den Eltern ist es in späteren Jahren von großer Bedeutung, auf welche Weise ihre Kinder zur Welt gekommen sind.

Und deshalb schreibe ich nach vierzigjähriger enger Verbindung mit Heim und Leben junger Ehepaare aus voller Überzeugung dies: »Eltern — kümmert euch um die Geburten eurer Kinder! Sie sind die beste, Armen und Reichen gleicherweise zugängliche Kapitalsanlage für ein glückliches, stolzes und erfolgreiches Leben — eine Kapitalsanlage, die wertvollere Zinsen trägt als irgend etwas, das man für Geld erwerben kann.«

Ich verspreche nicht jeder Frau vollen Erfolg, aber fünfundneunzig Prozent aller Gebärenden können bei richtiger Behandlung mit wachem Bewußtsein die Geburt ihres Kindes verfolgen, während ihnen schmerzbetäubende Mittel zu sofortigem Gebrauch zur Verfügung stehen, wann immer sie Verlangen danach haben. Ich verspreche nicht die »schmerzlose Geburt« und habe es nie getan. Manche Frauen gebären ihre Kinder zwar ohne Schmerzen, aber in den meisten Fällen kommt es während der Eröffnungsperiode zu einem gewissen Grad von Unbehagen — zu Rückenschmerzen oder zu einem Dehnungsgefühl. Wenn die Mutter und ihr Pflegepersonal wissen, wie man diese unangenehmen Empfindungen bekämpfen kann, werden sie so belanglos, daß nur drei oder vier Prozent der Frauen lokale oder allgemeine Betäubung wünschen oder nötig haben. Es ist keine Schande für die Frau, wenn der Erfolg ausbleibt. Wir sind nicht alle gleich veranlagt, und das Gelingen hängt ebensosehr von der Güte des Unterrichts und von der Pflege und Behandlung ab, die der Gebärenden zuteil werden, wie von ihr selbst. Mag sie noch so gut vorbereitet sein — Hebammen und Ärzte, die ihren Bemühungen gegenüber gleichgültig sind und ihr nicht helfen, das Gelernte anzuwenden, können während der Entbindung alles verderben. Die Frauen dürfen weder sich selbst noch die Methode anschuldigen, wenn sich Schwierigkeiten einstellen oder ihre Betreuer ohne triftigen Grund eingreifen.

Ich möchte in diesem kleinen Buch kurz und ganz einfach, ohne Umschweife und schöne Worte das Allernotwendigste auseinandersetzen, das jede Frau wissen sollte, um das beste Resultat zu erzielen und doch so wenig Zeit wie möglich für die Vorbereitung aufzuwenden. Eine Hausfrau ist ein sehr beschäftigter Mensch, und man sollte nichts von ihr verlangen, was nicht absolut nötig ist. Manchmal wird von denen, die diese Methode nie ausprobiert haben, eingewendet: »Aber sie ist zu einfach, um gut zu sein.« Darauf kann ich nur antworten: »Sie ist ebenso einfach wie gut.«

KURSE FÜR WERDENDE MÜTTER

Ich möchte den Lehrgangsleitern, die werdende Mütter unterrichten, aus langjähriger Erfahrung empfehlen, diese Kurse vollkommen zwanglos und freundschaftlich zu gestalten und den Frauen genügend Zeit und Gelegenheit zu geben, Fragen zu stellen.

Denn gerade bei diesen Unterhaltungen, in deren Verlauf sie gewogen werden und Abbildungen zu sehen bekommen, lernen sie am meisten und fassen Vertrauen zu den Antworten, die man ihnen gibt. Und zweitens: haltet die Klassen klein, damit der persönliche Kontakt gewahrt wird. Acht bis zehn Kursusteilnehmerinnen — das ist die Höchstzahl, die eine Lehrerin in angemessener Weise unterrichten kann und die für die Frau selbst am angenehmsten ist.

AUFKLÄRUNGSUNTERRICHT

Man muß die Frauen in allgemeinverständlicher, nichtmedizinischer Sprache darüber aufklären, wie ihre Kinder entstehen und geboren werden und was sie selbst tun können, damit ihre Entbindung für sie und das Kind normal verläuft.

Gut durchgeführte Geburtshilfe muß folgende fünf Forderungen erfüllen.

1. Die Frauen sollen während der Schwangerschaft gründlich vorbereitet werden und bei Beginn der Wehen gesund, glücklich und voll Vertrauen sein.
2. Man lasse sie während der Geburt keine unerträglichen Schmerzen leiden, was immer auch diese Schmerzen verursachen mag.
3. Mutter und Kind sollen während Schwangerschaft, Wehen und Entbindung bei bestmöglicher Gesundheit erhalten werden und weder an Körper noch an Seele Schaden nehmen. Auf zweierlei Weise kann der Seele größter Schaden zugefügt werden: erstens, indem man zuläßt, daß die Frau sich ängstigt, und zweitens, daß man sie längere Zeit starke Schmerzen erdulden läßt.
4. Jeder Frau soll Gelegenheit gegeben werden, während ihrer Schwangerschaft zu lernen, auf welche Weise die Geburtsschmerzen entweder ganz vermieden oder so weit herabgesetzt werden können, daß sie nur noch als bereitwillig und leicht zu ertragendes Unbehagen empfunden werden.
5. Keine Frau darf während der Wehen allein gelassen werden.

Der Unterricht für werdende Mütter umfaßt vier Hauptteile:
1. Elementarunterricht über die Vorgänge bei Schwangerschaft und Geburt, durch den Verständnis und Vertrauen geweckt und Ungewißheit und Ängste, die der Frau vielleicht von anderen über die Geburt eines Kindes eingeimpft wurden, beseitigt werden.
2. Vorführung und Übung richtigen Atmens, damit die Mutter allen Anforderungen gewachsen ist und das in der Gebärmutter sich entwickelnde Kind ordentlich ernährt wird. Eine der wichtigsten Lebensbedingungen für das Baby ist der Atem seiner Mutter.
3. Entspannung und ihre Anwendung während Schwangerschaft und Geburt.
4. Ein paar leichte Turnübungen, um die für das Gebären erforderliche Leistungsfähigkeit zu erhöhen.

Von diesen vier Teilen des Lehrganges ist der sogenannte Aufklärungsunterricht der erste und wichtigste. Dies kleine Buch gibt ebenfalls Anweisungen für richtiges Atmen, Entspannung und Gymnastik und setzt auseinander, warum und auf welche Weise sie Nutzen bringen. In Verbindung mit dem Aufklärungsunterricht bedeuten sie für die Mutter und das Kind, das sie zur Welt bringen soll, eine Wohltat – ein himmelweiter Unterschied gegen frühere Methoden. Ich pflege den Müttern zu sagen: »Ihr werdet niemals bereuen, euch gründlich für die Geburt vorbereitet zu haben. Vielleicht kostet es euch ein wenig Zeit, aber jede noch so beschäftigte Frau kann täglich eine halbe Stunde für eine wirklich wichtige Aufgabe erübrigen.«

Unter Aufklärung verstehen wir den Unterricht über Schwangerschaft und Geburt. Manche Frauen sagen: »Aber das ist doch ein natürlicher Vorgang. Warum noch mehr darüber wissen?« Hierauf ist zu erwidern, daß es in zivilisierten Ländern noch immer Leute gibt, die eine Geburt nicht als natürlichen Vorgang betrachten, und daß diese Einstellung für die Mütter und manchmal auch für ihre Kinder Schmerzen und Verletzungen zur Folge hat. Wenn wir Schäden vermeiden können, die vermeidbar sind, und wenn es uns möglich ist, das Gebären zu einem glücklichen Ereignis im Leben der Frau umzuwandeln, warum sollen wir es nicht tun? Weiß eine Frau, was in ihrem Körper vorgeht, wenn sie ein Kind erwartet, so wird sie eher den Ratschlägen ihrer Betreuer zugänglich sein. Wenn sie die Gründe dafür kennt, warum ein Verhalten richtig ist, und weiß, was sie dabei zu tun hat, wird es ihr leichter fallen, als wenn man ihr sagt, sie solle dieses oder jenes tun, und sie weiß nicht wie oder warum.

Richtiger Schwangerschaftsunterricht setzt in einfachen Worten auseinander, wie die Frau sich selbst helfen und wie sie die Hilfe ihrer

Betreuer verwerten kann. Das ist schnell zu erlernen. In vielen Städten sind Lehrgänge für werdende Mütter eingerichtet worden, und die Güte des Unterrichts wächst mit der Erfahrung. Frauen, die solche Kurse mitgemacht haben, kommen bei der Geburt und später mit ihren Kindern viel besser zurecht als solche, die nicht vorbereitet wurden.

Ein kurzer Überblick über das, was unter dem Titel »Aufklärungsunterricht« gelehrt wird, mag hier folgen. Schon daraus ist ahnungsweise zu erkennen, wie wunderbar alles von der Natur für die Geburt eingerichtet ist, eine Tatsache, die jeden Denkenden nur mit grenzenloser Ehrfurcht vor dem Schöpfer erfüllen kann.

BEFRUCHTUNG

Fast alle Tiere, der Mensch mit einbegriffen, pflanzen sich ungefähr nach den gleichen Grundregeln fort. Das Weibchen produziert Eier und das Männchen Samen. Die Eier müssen durch den Samen befruchtet werden, bevor sich Junge daraus entwickeln können. Die Natur hat dem Befruchtungsakt Lustgefühle beigegeben, weil die Art sich dauernd vermehren muß, wenn sie nicht aussterben soll. Frauen produzieren in jedem Monat ein Ei (selten zwei), und zwar etwa vierzehn Tage nach Beginn der Periode (Menstruation). Das Ei löst sich aus dem Eierstock, einem kleinen, ovalen Organ, in dem es herangereift ist, und durchwandert eine enge Röhre (Eileiter). Hier wird seine äußere Hülle von einem Samenfaden durchbohrt und auf diese Weise das Ei befruchtet. Nach der Befruchtung setzt es seinen Weg in der Tube fort, die zur Gebärmutter (Uterus) führt. Dort angekommen, wächst es an der inneren Wand der Gebärmutter fest und bald in sie hinein. Die Frau ist nun schwanger.

DIE MONATLICHE REGEL

Die Frau produziert in jedem Monat ein Ei, das eben groß genug ist, um mit bloßem Auge wahrgenommen zu werden, und die Gebärmutter wandelt gleichzeitig ihre innere Auskleidung derart um, daß sie für dieses Ei eine geeignete Brutstätte bildet. Erfolgt keine Befruchtung, so wird die Auskleidung der Gebärmutter abgestoßen und mit ihr das unbrauchbare Ei. Es kommt zu blutiger Ausscheidung, der monatlichen Periode. Jeden Monat wird wieder ein Ei produziert und ein neues Nest hergerichtet, bis die Frau schwanger wird. Dann bleibt die Menstruation aus, und zwar bis mehrere Monate nach der Geburt des Kindes.

DIE GEBÄRMUTTER

Die jungfräuliche Gebärmutter ist ein kleines, muskulöses Gebilde, das ungefähr 6—9 cm lang ist. Es hat etwa die Form einer Birne ohne Stiel. Das Stielende ist dem inneren Teil der Scheide eingepaßt. Die äußere Öffnung der Scheide liegt zwischen den Schamlippen. Der untere Teil des Uterus setzt sich in dem sogenannten Gebärmutterhals (Cervix) fort, durch den ein enger Kanal aufwärts in den Hauptteil des Organs (Uteruskörper) führt.

DIE ENTWICKLUNG DES EMBRYOS

Der Embryo oder Foetus, wie das Kind anfangs genannt wird, wächst sehr schnell. Mit vier Wochen ist er ungefähr 1 cm, mit acht Wochen etwa 4 cm und mit sechzehn Wochen schon 16 cm lang. Mit zwanzig Wochen ist die Gestalt des Kindes vollkommen ausgebildet, und viele mit achtundzwanzig Wochen geborene Kinder sind am Leben geblieben und haben sich normal entwickelt. Nach vierzig Wochen oder neun Kalendermonaten ist das Kind voll ausgereift. Das Durchschnittsgewicht beträgt dann etwa sechseinhalb Pfund, die Länge 47—50 cm. Während sich das Kind in der Gebärmutter entwickelt, wird es durch einen mit Flüssigkeit gefüllten Sack geschützt, in dem es lebt. Dieses sogenannte Fruchtwasser verhindert, daß es durch irgendwelche Gewalteinwirkung verletzt wird, und umgibt es gleichzeitig mit der konstanten Temperatur des mütterlichen Körpers. So kann sich die Mutter frei bewegen und alles mögliche unternehmen, ohne dem Kind oder dem kleinen Gehäuse, in dem es lebt, Schaden zuzufügen.

Das Wachstum des Kindes innerhalb der Gebärmutter wird durch das mütterliche Blut unterhalten, und zwar geschieht das mit Hilfe eines wunderbar eingerichteten Organs — Nachgeburt oder Plazenta genannt —, das sich mit dem Kind entwickelt und imstande ist, aus den großen Blutgefäßen der Gebärmutter die Nährstoffe, die das Kind braucht, herauszufiltrieren. Es weiß sozusagen genau, was das Kind nötig hat, nimmt es auf und leitet es durch eine Schnur zum kindlichen Nabel weiter. Durch dieselbe Schnur werden dann der Abfall und alle nicht brauchbaren Stoffe zur Mutter zurückgeführt, damit sie sich ihrer entledigt. Hieraus geht klar hervor, daß sie zur Gesundheit des ungeborenen Kindes beitragen kann, indem sie sich richtig ernährt.

Eine der wichtigsten Nährsubstanzen ist aber der Sauerstoff, ohne den der erwachsene Mensch nicht eine Viertelstunde zu leben vermag. Wir atmen ihn durch die Lungen ein; das Kind im Uterus dagegen benutzt seine Lungen noch nicht, sondern nimmt die erforderliche Sauerstoffmenge aus der Plazenta direkt in seinen Blutkreislauf auf. Deshalb kann die Mutter durch richtiges Atmen ihr Kind mit so viel Sauerstoff versorgen, wie es nötig hat. Da nun erstaunlicherweise nicht eine von fünfzig Frauen richtig atmet, zeigen wir ihnen, auf welche Weise sie während der Schwangerschaft ihre Atemtechnik verbessern und dadurch nicht nur dem Kind, sondern auch sich selbst nützen können.

REIFE DES KINDES

Gegen Ende der Schwangerschaft ist der Uterus so groß, daß er die Bauchhöhle fast bis zur Höhe der Rippen ausfüllt. Gebärmutter, Plazenta, Fruchtblase und Kind können zusammen elf Pfund und mehr wiegen, und die Frau muß wissen, wie sie dieses Extragewicht zu tragen hat — zumal auch ihre Körperformen verändert sind —, sonst bekommt sie Rückenschmerzen, Kopfschmerzen oder Verdauungsstörungen. Die meisten Frauen, die sich um die Mitte der Schwangerschaft schlecht halten, atmen auch verkehrt und fühlen sich elend. Deshalb lehren wir die Frauen, sich trotz der Veränderung von Gewicht und Körperform richtig zu halten. Keine Frau braucht ihre gute Figur zu verlieren, weil sie ein Kind bekommt. Bei genügender Sorgfalt und mit wenig Mühe kann sie nach der Schwangerschaft reizender aussehen und größere Anziehungskraft besitzen als vorher — insbesondere für ihren Mann. So wachsen gegenseitige Achtung und Liebe, und die körperliche wie die seelische Gemeinschaft festigt sich.

DIE GEBURT – BERECHNUNG DES GEBURTSTERMINS

Manche Frauen haben über das Datum, an dem ihr Kind zur Welt kommen wird, recht verschwommene Vorstellungen. Hierzu eine kurze Bemerkung: Wenn die Entwicklung des Kindes beendet ist, wird es auch geboren, und jede Frau sollte in einem Zeitraum, der von zwei Wochen vor bis zwei Wochen nach dem errechneten Termin reicht, auf sein Kommen vorbereitet sein. Dieser Spielraum liegt für die Geburt eines gesunden Kindes durchaus innerhalb des Normalen. Die Schwangerschaft dauert vom ersten Tag der letzten Periode an gerechnet durchschnittlich zweihundertachtzig Tage. Die einfachste Art der Berechnung ist folgende: Man geht von diesem Tag drei Monate zurück und zählt sieben Tage hinzu. Zum Beispiel: Der erste Tag der letzten Periode war der 5. November. Man geht rückwärts zum 5. Oktober – 5. September – 5. August. Sieben Tage hinzugezählt, ergibt den 12. August.

BEGINN DER GEBURT

Der Beginn der Geburt kündigt sich auf dreierlei Weise an:
1. durch rhythmische Zusammenziehungen der Gebärmutter, die in regelmäßigen Abständen erfolgen, allmählich aber häufiger werden;
2. durch Abgang von Fruchtwasser, einer fast geruchlosen, klaren Flüssigkeit, die nicht zurückgehalten werden kann;
3. durch leicht blutig gefärbten, mit dickem Schleim vermischten Ausfluß.

Jedes einzelne dieser Anzeichen oder mehrere zusammen sind ein Signal, die Hebamme oder den Arzt zu rufen oder aber die Entbindungsanstalt aufzusuchen – je nachdem, welche Anordnungen für die Ankunft des Kindes getroffen wurden. Handelt es sich um das erste Kind, so geht die Geburt bei starken Wehen relativ langsam vonstatten. Kräftige, gesunde Frauen können sich auf zehn bis sechzehn Stunden oder sogar noch mehr gefaßt machen. Einige haben das Glück, ihre Kinder schneller zu bekommen, andere müssen vierundzwanzig Stunden durchhalten. Aber für eine richtig unterwiesene Frau spielt die Dauer keine Rolle.

Die Geburt vollzieht sich in drei Stadien[1]):

Im ersten Stadium wird die Gebärmutter geöffnet, damit das Kind aus ihr heraus in die Scheide treten kann, die zum unteren Teil des Geburtskanals umgewandelt wird.

Im zweiten Stadium, das eine halbe bis zwei Stunden dauern kann, wird das Kind aus dem nun voll eröffneten Uterus durch den Geburtskanal hindurch und aus dem Körper der Mutter herausbefördert.

---

[1]) Hierzu sei auf das Werk des gleichen Verfassers »Mutterwerden ohne Schmerz – Die natürliche Geburt«, Hoffmann und Campe Verlag, Hamburg, verwiesen.

Im dritten Stadium erfolgt die Ausstoßung der Nachgeburt (Plazenta).

Dies ist der übliche Verlauf der Ereignisse bei einer normalen Geburt. Er sollte nicht eigentlich schmerzhaft sein. Das erste Stadium verlangt Geduld und Selbstbeherrschung — für manche Frauen eine schwer zu erfüllende Forderung. Im zweiten, der Austreibungsperiode, muß harte Arbeit geleistet werden. Aber keine andere natürliche Funktion ist schmerzhaft; warum also sollte eine Geburt mit unerträglichen Schmerzen einhergehen?

DIE URSACHE DES SCHMERZES BEI DER NORMALEN GEBURT

Ich brauche nur die Ursache des Schmerzes bei einer normalen Geburt zu erklären, und es wird ohne weiteres verständlich sein, warum wir die Frauen fürs Gebären vorbereiten.

Die Gebärmutter hat drei Muskelschichten:
a) Die äußere verläuft an der Hinterwand aufwärts, über die Spitze hinweg und an der Vorderseite wieder hinunter. Diese Muskelbündel befinden sich hauptsächlich im mittleren und oberen Teil der Gebärmutter (Abb. 1).
b) Die mittlere Lage besteht aus einer Masse gewundener und verflochtener Muskelfasern, in der die großen Blutgefäße liegen (Abb. 2).
c) Die innere Schicht schlingt sich ringförmig um den Uterus, und zwar fast ausschließlich um den unteren Teil des Organs (Abb. 3).

So drückt also die äußere Schicht bei ihren Kontraktionen das Kind nach abwärts, durch den Uterus hindurch und schließlich aus ihm heraus. Die mittleren Muskeln pressen beim Zusammenziehen das Blut aus der Uteruswand, bis sich bei ihrer Erschlaffung die Gefäße wieder füllen. Die inneren Muskeln erhalten durch ihre Spannung die Form des Uterus und verschließen zugleich seinen Ausgang. Diese Ringmuskeln sollten locker und entspannt sein, sobald sich die langen Muskeln zusammenziehen, und die Gebärmutter allmählich öffnen, um das Kind hinauszupressen. Leider ziehen sie sich aber zusammen und verkrampfen sich, wenn die Frau vor den Wehen oder während der Wehen *Angst* empfindet, mit dem Ergebnis, daß nun die Muskeln, die den Uterus entleeren sollen, und diejenigen, die ihn schließen, gegeneinander arbeiten. Wenn aber zwei starke Muskelgruppen gegeneinander anarbeiten, fangen sie bald an, wehzutun, und nach kurzer Zeit werden die Schmerzen sehr heftig. Wir nennen dies das Angst-Verkrampfung-Schmerz-Syndrom; denn eine ängstliche Frau widersetzt sich unbewußt der Geburt ihres Kindes und verstärkt so die Spannung der Gebärmutter. Das Fehlen harmonischer Zusammenarbeit der Muskeln verursacht fast alle Schmerzen und Qualen der Geburt.

Ich spreche hier natürlich nicht von Frauen, deren innere Organe nicht in Ordnung sind, sondern von solchen mit normalem Körper, gesundem Kind und gut ausgebildeten Geburtswegen, wie sie bei mindestens fünfundneunzig Prozent vorhanden sind. Wird nun die

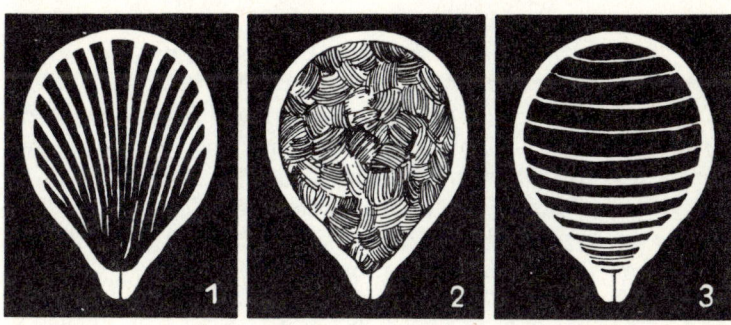

Angst vor der Geburt dadurch beseitigt, daß die Frau die Zusammenhänge von dem versteht, was geschieht? Die Muskeln, die den Uterus vor Beginn der Wehen verschließen, werden locker sein und sich leicht dehnen lassen, sobald die Muskeln, die den Uterus entleeren sollen, das Kind auszustoßen beginnen. Keine durch Widerstand hervorgerufene Verkrampfung wird sich einstellen und folglich auch kein Schmerz. Dies ist der Grund, weswegen jede Mutter über die Vorgänge bei einer Geburt Bescheid wissen sollte und wir den Aufklärungsunterricht für den wichtigsten Teil der Vorbereitung halten. Das beste Mittel, unnötige Schmerzen zu vermeiden, ist, alle während der Geburt eintretenden Veränderungen zu verstehen und zu wissen, wie man sich dabei verhalten muß.

ANGST – VERKRAMPFUNG – SCHMERZ

Die Aufeinanderfolge von Angst, Verkrampfung und Schmerz kann jeder unter Bedingungen, die in gewisser Hinsicht den oben erwähnten sehr ähnlich sind, an sich selbst erfahren. Der Darm ist gefüllt; er preßt gegen unseren aktiven Widerstand; das Bedürfnis, ihn zu entleeren, wird dringend, aber Zeit und Ort sind nicht dafür geeignet. Wir haben Angst, mit dem Zurückhalten aufzuhören, und nun stellt sich Unbehagen und dann Schmerz ein. Ein anderes Beispiel: Wir verspüren heftigen Drang zum Wasserlassen, die Blase ist gefüllt, aber ein geeigneter Ort ist nicht erreichbar. Wir wagen den Schließmuskel der Blase nicht zu lockern, weil wir die fatalen gesellschaftlichen und persönlichen Folgen fürchten; also erdulden wir zunehmende Schmerzen, bisweilen sogar Höllenqualen, bis endlich der Widerstand aufgehoben wird und wir beim Entspannen des Schließmuskels und der folgenden Entleerung des gedehnten, sich zusammenziehenden Organs Erleichterung verspüren.

Bei den *Geburtswehen* ist der Vorgang im wesentlichen der gleiche. Furcht vor Schmerz hat Widerstand gegen die Arbeit der starken Uterusmuskeln zur Folge und erzeugt so Verkrampfung und Schmerz. Furcht vor Unannehmlichkeiten führen zum Widerstand gegen die weniger kräftigen Muskeln des Darmes und der Blase, und doch – wie schmerzhaft kann dieser Zustand nach einiger Zeit werden. Wenn wir also die Angst durch Einsicht beseitigen, wird Entspannung möglich, und deshalb lehren wir, wie man diese erreicht.

Die entspannte Frau läßt zu, daß sich die »Tür« am Ausgang der Gebärmutter ohne Schwierigkeiten öffnet. Die verkrampfte Frau dagegen hält sie ihrem Kind zu. Während der Wehen leistet der große Uterusmuskel Arbeit, und wenn große Muskeln beansprucht werden, brauchen sie mehr Treibstoff, genauso wie ein Wagen mehr Benzin braucht, wenn er schneller fahren oder stärker anziehen soll. Wenn wir trainiert sind, fühlen wir das Arbeiten unserer Muskeln nicht, aber wir atmen trotzdem schneller und tiefer und verschaffen uns auf diese Weise zusätzlichen Treibstoff. Während der Geburt ist richtiges Atmen für Mutter und Kind sehr wichtig, und deshalb wird in diesem Buch nicht nur die Entspannung, sondern auch das Atmen besonders berücksichtigt. Frauen, die sich in diesen zwei einfachen Fächern des Vorbereitungskurses üben, nützen nicht nur sich selbst dadurch, daß sie sich Beschwerden ersparen, sie bleiben auch in den Stunden harter Arbeit bei Kräften und ermüden nicht so leicht.

Frauen, die ihren Körper für die große Anstrengung der Geburt gut vorbereitet haben, ernten den Lohn für ihre Mühen dadurch, daß sie ihren Uterus leistungsfähig erhalten, bis seine Arbeit beendet ist, und auch selbst bei Kräften bleiben, ohne sich gänzlich zu erschöpfen, wie es oft bei unvorbereiteten Frauen geschieht.

Ebenso wichtig aber ist der Einfluß auf das Kind, denn es erhält auf diese Weise reichlich Treibstoff, um damit durch den Geburtskanal hindurch in die Welt befördert zu werden, wo es seine Mutter unmittelbar nach der Geburt mit einem kräftigen Schrei begrüßt.

ZUSAMMENFASSENDE ÜBERSICHT DER GEBURTSPHASEN UND KÖRPERLICH-SEELISCHEN WECHSELWIRKUNGEN

Die folgende Übersicht zeigt, wie die überwiegende Mehrzahl der natürlichen Geburten verläuft. Hebammen und Lehrerinnen der Schwangeren-Kurse werden die hier aufgeführten Erscheinungen an den ihnen anvertrauten Gebärenden wiedererkennen und, da sie sie zu deuten wissen, den Frauen jeweils die Hilfe angedeihen lassen, die sie in den betreffenden Geburtsphasen nötig haben. Frauen, die diese Aufeinanderfolge der Geschehnisse studieren, erfahren daraus, was sie zu erwarten und zu tun haben und wie sie sich den verschiedenen körperlichen Empfindungen und seelischen Stimmungen gegenüber verhalten müssen. Nicht zwei Geburten verlaufen ganz gleich, aber viele Frauen haben diese während der Wehen auftretenden wechselnden Zustände für mich aufgezeichnet, und man versichert mir allgemein, daß diese Übersicht die wesentlichen Erscheinungen wiedergibt. Einige Frauen erleben alle, andere nur einen Teil. Immerhin wird es für jede von großem Nutzen sein, die Übersicht sorgfältig durchzuarbeiten.

ERSTES STADIUM DER GEBURT
(Eröffnungsperiode)

Geduld, Vertrauen und Selbstbeherrschung, kein Grund zur Angst. Entspannung *während* der Wehen.
A. 1. Beginn — heitere, angeregte Stimmung.
   2. Gebärmutterhals erweitert sich auf $1/5$ bis $2/5$. Frohe Stimmung hält an.
   3. Gebärmutterhals erweitert sich auf $2/5$ bis $3/5$. Die Wehen werden jetzt ernster genommen. Verlangen nach Gesellschaft. Entspannung während der ganzen Wehendauer.

4. Gebärmutterhals auf ³/5 bis ⁴/5 erweitert. Zunehmende Heftigkeit der Wehen führt zum Konflikt Vertrauen gegen Angst, Entspannung gegen Verkrampfung. Erste Bewährungsprobe für Selbstbeherrschung und Vertrauen.
5. Gebärmutterhals auf ⁴/5 bis voll erweitert. Empfindlichkeit gegen Worte und Geräusche. Angst, alleingelassen zu werden. In 80 % der Fälle Rückenschmerzen. Verlangen nach verständnisvoller Gesellschaft. Zweite Probe für Selbstbeherrschung und Vertrauen. Entspannung wird schwierig durch die nun für Preßwehen erforderliche Veränderung der Atmung.

ZWEITES STADIUM DER GEBURT
(Austreibungsperiode)

Mit der Gebärmuttertätigkeit ist konzentrierte, harte Arbeit der Frau verbunden. Später körperlich-geistige Schläfrigkeit während der Entspannung, die sich nun *zwischen* den Austreibungswehen bemerkbar macht.

B. 6. Drang zum Mitpressen nicht stark. Vorübergehendes Wiederaufleben von Persönlichkeitsbewußtsein und Entschlossenheit. Rückenschmerzen hören auf. Keine Beschwerden, aber harte Arbeit.
7. Beginnende Benommenheit, während der Kopf des Kindes den Geburtskanal passiert. Stärkeres Mitpressen.
8. Kopf im kleinen Becken. Die Frau zeigt ihren wahren Charakter. Manchmal Wahrnehmungs- und Unterscheidungsvermögen herabgesetzt.
9. Kopf erreicht Beckenboden. Plötzliche Ungeduld und Fluchtimpulse; oft Nachlässigkeit in Sprache und Benehmen. Dritte Probe für Selbstbeherrschung.
10. Dehnung und Dünnerwerden des Dammes. Gereiztheit droht über Ausdauer und Geduld die Oberhand zu gewinnen.
11. Stadium vor Dehnung der Geburtskanalöffnung. Ermahnung zu Ruhe, Geduld und Vertrauen.
12. Dehnung des Scheideneingangs (Vulva) und Durchschneiden des Kopfes. Unterscheidungsvermögen stark herabgesetzt. Brennendes Gefühl an den äußeren Geschlechtsteilen gefährdet die Selbstbeherrschung. Vierte Bewährungsprobe in Selbstbeherrschung und Vertrauen zum Geburtshelfer.

13. Geburt des Kopfes. Schläfrigkeit wird von geistiger Regsamkeit abgelöst.
14. Dramatischer Umschwung des Interesses von sich selbst zum Neugeborenen.

DRITTES GEBURTSSTADIUM

C. 15. Der erste Schrei. Ungläubigkeit. Alle Müdigkeit verflogen.
16. Mutter sieht und berührt ihr Kind. Bewunderndes Staunen und Entzücken.
17. Kind in ihren Armen. Ein Zustand von Ekstase stellt sich ein, deren Art und Stärke bei den einzelnen Frauen verschieden ist.
18. Starke und anhaltende Kontraktion der Gebärmutter. Günstiges Zusammenwirken von Reflex und bewußter Mitarbeit der Frau.
19. Schnelle Ausstoßung der Plazenta in die Scheide. Schmerzlose und stark abgeschwächte Preßwehen.
20. Vollständige Ausstoßung der Plazenta mit minimalem Blutverlust. Gefühl der Befriedigung nach vollbrachter Leistung. Glück und Stolz. Keine Erschöpfung und kein Schock.
21. Die Frau trinkt heißen Tee mit viel Zucker. Das Kind wird ihr wieder in die Arme gelegt, damit sie es wärmen, hätscheln und ihm Koseworte zuflüstern kann. Später kommt der Vater herein, um sein Kind zu begrüßen.

ATMUNG

Niemand kann körperliche oder geistige Höchstleistungen vollbringen, wenn er nicht richtig atmet. Falsches Atmen ist *die* schlechte Angewohnheit, die mehr Krankheiten zur Folge hat als irgendeine andere.

Während der Schwangerschaft ist es wichtig, mit geringster Anstrengung möglichst viel frische Luft in die Lungen zu holen. Die Mutter braucht sie und ebenso ihr wachsendes Kind. Richtiges Atmen während der Entbindung hilft nicht nur dem Uterus, das Kind hinauszubefördern, sondern erhält dieses während des Geborenwerdens auch kräftig und in guter Verfassung. Das ganze Geheimnis richtigen

Atmens besteht in bewußter Regelung sowohl des Ein- wie des Ausatmens.

Beim Einatmen wird frische Luft in die Lungen aufgenommen, die einem sehr feinen, aus kleinsten lufthaltigen Hohlräumen und noch kleineren Blutgefäßen bestehenden Schwamm vergleichbar sind. Die Wände beider sind so dünn, daß der Sauerstoff der Luft ins Blut und unbrauchbares Gas aus dem Blut in die Lufträume übertritt. Wir nehmen beim Atmen also reine, gasförmige Stoffe auf und entledigen uns der »Abgase«.

Die meisten Menschen nutzen knapp vier Fünftel des zur Verfügung stehenden Luftraumes aus und müssen deshalb, um ihren Bedarf zu decken, fünfmal atmen, wenn ein richtig atmender Mensch nur vier Atemzüge zu tun braucht. Das bedeutet nicht nur Mehrarbeit für die Muskeln, die das Atmen besorgen, auch das Herz muß sich mehr anstrengen, um das Blut durch den Körper zu pumpen. In der Schwangerschaft kann das für die Frau eine Überbelastung bedeuten und sogar Beschwerden zur Folge haben.

Zunächst einmal muß man lernen, *tief zu atmen,* und zwar auf folgende Weise: Man lockert die Bauchmuskeln, öffnet den Mund und atmet so viel Luft wie möglich in den Brustkorb ein. Dann läßt man sie ausströmen, am besten in leicht vornübergebeugter Haltung, und preßt zum Schluß auch den letzten Atemrest hinaus. Auf diese Weise kann man keinerlei Schaden erleiden; man scheue sich also nicht, ganz tief ein- und auszuatmen. Man tue dies langsam, lege dabei die Hände flach auf die unteren Rippen, halte den Kopf aufrecht und nehme die Schultern zurück. Schließlich fülle man den oberen Lungenteil ebenso wie den unteren, insbesondere die sogenannten Salzfässer unter den Schlüsselbeinen. Es ist erstaunlich, wieviel besser man sich schon nach vierzehn Tagen fühlt, wenn man sich regelmäßig morgens und abends je fünf bis zehn Minuten Zeit zu Atemübungen nimmt. Vor allem wird man bald die Erfahrung machen, daß man auch mehr schaffen kann, ohne außer Atem zu kommen.

Fortschritte werden deshalb so schnell erzielt, weil man gewöhnlich vollkommen umlernen muß. Diejenigen, die in ihrer Jugend trainierte Turner gewesen sind, werden die verschiedensten Atemübungen kennen — Einatmen durch die Nase, Ausatmen durch den Mund, Bauchatmung und forcierte Atmung —, aber spezifische Fertigkeiten für bestimmte Zwecke zu erreichen, ist ja nicht das Ziel von Schwangerschaftsübungen. Schwangerschaft verlangt Einfachheit, und auch einfache Methoden führen zum Ziel. Wenn sich während der ganzen Dauer der Schwangerschaft erreichen läßt, daß sich beim Ausatmen der Umfang des maximal gefüllten Brustkorbes um zehn Zentimeter verkleinert, so ist das eine sehr ansehnliche Leistung.

Sobald die Schwangere daran gewöhnt ist, frei und tief zu atmen, muß sie lernen, *schneller zu atmen.* Von siebzehn bis achtzehn Atemzügen in der Minute steigere sie allmählich auf fünfundzwanzig bis sechsundzwanzig. Dieses rasche Atmen wird ihr während der Wehen von großem Nutzen sein, insbesondere bei den starken Kontraktionen gegen Ende der Eröffnungsperiode, die unter Umständen von leichten Rückenschmerzen begleitet sind.

Nächste Übung: *Atem anhalten.* Nach einem oder zwei Atemzügen ein ganz tiefer, dann Luft anhalten. In Gedanken bis zehn zählen, dann durch den Mund ausatmen, nicht mit einem Stoß, sondern bewußt gleichmäßig. Im Laufe der Wochen lernt man, einen tiefen Atemzug ohne Schwierigkeit eine halbe Minute anzuhalten. Das ist wichtig für die Austreibungsperiode, wenn die Gebärende bei jeder Gebärmutterkontraktion den Atem anhalten muß, um tüchtig mitzupressen und so das Kind durch die Geburtswege zu befördern.

Und schließlich: *Schnelle, kurze, keuchende Atemzüge* (Hecheln) *üben,* fünfunddreißig bis vierzig in der Minute. Dies ist für den Augenblick der eigentlichen Geburt wichtig, denn durch diese kurzen Atemstöße kann der Kopf langsam heraustreten ohne das zusätzliche Mitpressen der Gebärenden; es wird also die zu plötzliche und hochgradige Dehnung des Dammes verhindert und damit sein Einreißen. Hinweise auf das Atmen sind den kombinierten Übungen beigegeben.

ENTSPANNUNG

Die Zeichnungen geben die verschiedenen für Entspannungsübungen vorgeschriebenen Lagen an; man wähle diejenige, die man persönlich am bequemsten findet. Dabei ist nicht nur auf die Lage des Körpers und der Glieder zu achten, sondern auch auf die Anordnung der Kissen, denn diese sind als Stütze des Halses oder der Glieder ein wichtiges Hilfsmittel zur vollständigen Entspannung.

Will man Entspannungsübungen machen, so versetze man sich zunächst in einen Zustand des Behagens und der Ruhe. Vielleicht gelingt das leichter, wenn man sich auf den Boden legt. Ist der Boden zu hart, so nehme man einen Teppich oder eine ein- oder zweifach zusammengefaltete Wolldecke. Auch die Bettmatratze, falls sie fest genug ist und man nicht zu tief darin einsinkt, ist eine geeignete

Unterlage für die Übungen. Die Gardinen werden zugezogen, damit das Zimmer leicht verdunkelt ist. In hellem Sonnenschein kommt man schwerer zur Entspannung als im Schatten oder in mildem Licht. Vor Beginn nehme man etwaige Brillen, auch Zahnprothesen ab und

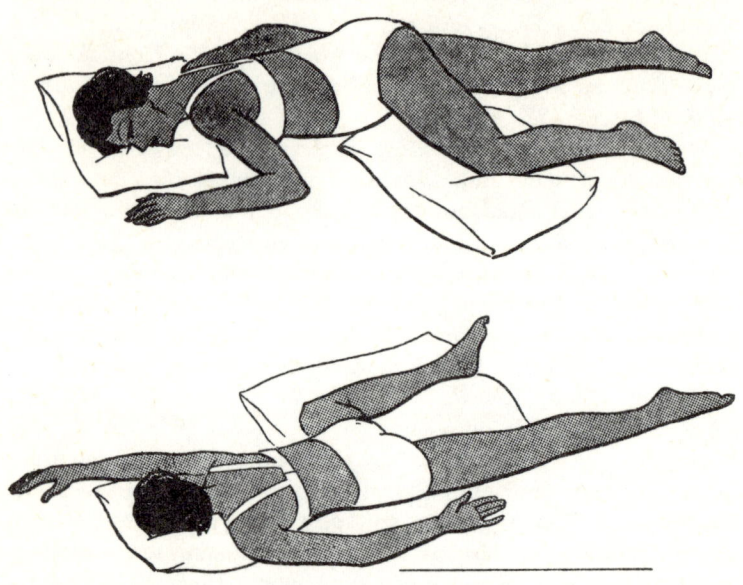

Abb. 4, 5. Seitenlagen

vergesse nicht Wasser zu lassen: Mit voller Blase ist eine unbekümmerte Entspannung unmöglich. Fühlt man sich richtig vorbereitet und behaglich, so beginne man:

Zunächst ein langer tiefer Atemzug durch den Mund, zu gleicher Zeit werden die Zehen des rechten Fußes fest eingekrallt. Beides ruhig, konzentriert und ohne die Muskelspannung zu übertreiben. Mit angehaltenem Atem die Spannung für eine bis zwei Minuten beibehalten, dann lockern bei gleichzeitigem langsamem Ausatmen. Diese Übung zwei- bis dreimal wiederholen, jedesmal den anderen Fuß einbeziehen.

Nun die Arme. Langsam und tief einatmen, die rechte Hand zur Faust ballen und, ohne den Arm vom Boden zu heben, die Muskeln anspannen. Diese Spannung ein paar Sekunden beibehalten, dann lösen und ausatmen. Das Ganze zwei- bis dreimal wiederholen und dann die gleiche Übung mit dem anderen Arm machen.

Man konzentriere sich stets auf den Teil des Körpers, mit dem man gerade übt; auf diese Weise lernt man bald zwischen Spannung und Entspannung der Muskeln unterscheiden.

Nach den Bein- und Armübungen zweimal tief Luft holen, die ohne irgendwelche Anspannung wieder ausströmen soll. Beim dritten Atemzug jedoch, auf der Höhe der Einatmung, den Mund fest schließen, ebenso die Augen. Die Lider fest zusammenpressen. Der Mensch hat nahezu sechzig Muskeln im Gesicht, und fast alle lassen

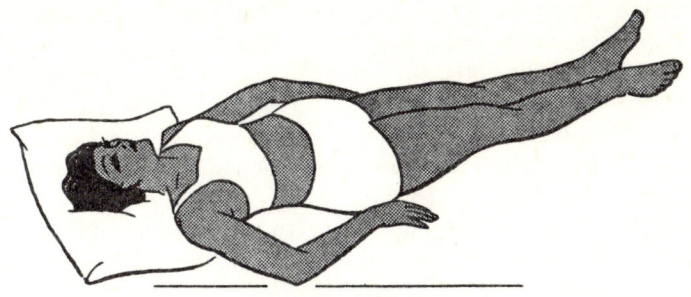

Abb. 6. Rückenlage

sich spannen. Zugleich mit dem Anhalten des Atems halte man diese Spannung wenn möglich so lange aufrecht, bis man langsam bis zehn gezählt hat. Dann ausatmen, die Muskeln sich lösen lassen und senken. Diese Übung mindestens viermal wiederholen. Ist sie richtig durchgeführt worden, so stellt sich danach ein schlaffes Gefühl im Gesicht ein – das erwünschte Resultat.

Bei der Schlußübung, die alle Muskeln des Körpers umfaßt, zunächst langsam und sehr tief einatmen, die Zehen beider Füße spannen, beide Hände zur Faust ballen, wiederum alle Muskeln des Gesichtes und ebenso diejenigen um After und Scheidenöffnung spannen. Sodann die Gesäßmuskeln zusammenziehen und den Atem bei gleichbleibender starker Muskelspannung eine bis zwei Sekunden anhalten – möglichst noch etwas länger. Beim Ausatmen den ganzen Körper entspannen und ihn eine bis zwei Minuten in diesem Zustand lassen, bevor die Übung wiederholt wird. Es ist empfehlenswert, dies zwei- oder dreimal zu tun, dann erfaßt man sofort den Sinn der Sache. Das Endergebnis ist nämlich ein herrliches Gefühl völliger Entspanntheit und Ruhe von Geist und Körper. In diesem Zustand verharre man zwanzig bis dreißig Minuten.

Während dieser Ruhezeit schweifen die Gedanken besonders gern. Man halte sie also unter Kontrolle, indem man sich auf das Entspannen konzentriert.

Man erwarte nicht sofort einen vollen Erfolg. Manchmal ist langes Üben nötig, bevor er sich einstellt, denn nur wenige Menschen sind das, was man »natürliche Entspanner« nennen könnte. Aber Ausdauer lohnt sich und ist in jedem Fall angebracht. Keine Sorge, wenn man gelegentlich dabei einschläft — das geht vielen Frauen so. Unser Leben stellt hohe Anforderungen an uns, und wir sind gewöhnlich körperlich ermüdeter, als wir glauben. Diese Entspannungsübungen sind nicht nur für Schwangerschaft und Geburt gedacht, werden sie fortgesetzt, so können sie den Gesundheitszustand der Frau grundlegend beeinflussen. Frauen, die regelmäßig üben, erhöhen auch ihre natürliche Schönheit, die Haltung ihres Körpers gewinnt an Reiz, und im Verkehr mit Freunden wie mit Fremden verlieren sie alle Befangenheit und Unbeholfenheit.

Verkrampfungszustände sind es, die in der Hast und Hetze des modernen Lebens Gesundheit und Glück untergraben. Die zur Überwindung seelischer und körperlicher Spannung aufgewendete Zeit verhilft der Frau nicht nur zu einer leichteren und glücklicheren Geburt, sondern auch zu einem glücklicheren und leistungsfähigeren Leben als Mutter, Frau und Glied der Gemeinschaft.

KÖRPERHALTUNG WÄHREND DER GEBURT

Die nach Einsetzen der Eröffnungswehen zur Entspannung geeignete Lage muß geübt werden. Die Abbildung 7 auf Seite 27 zeigt eine Frau, die sich in linker Seitenlage entspannt. Sie kann sich von Zeit zu Zeit auf die andere Seite oder, falls sie es als bequem empfindet, auch für kurze Dauer auf den Rücken drehen, aber die abgebildete Lage hat sich für unbehindertes Atmen und vollständige Entspannung während der Eröffnungswehen als die beste erwiesen.

Man achte darauf, daß der Arm nicht über eine scharfe Bett- oder Sofakante herabhängt, sondern lege ein Polster oder den Zipfel des Kopfkissens dazwischen, damit er auf einer weichen Unterlage ruht. Die Abbildung 10 auf Seite 28 gibt die Körperhaltung während der Austreibungswehen wieder. (In England haben die Frauen viele Jahre hindurch in linker Seitenlage entbunden, wobei das Gesäß auf

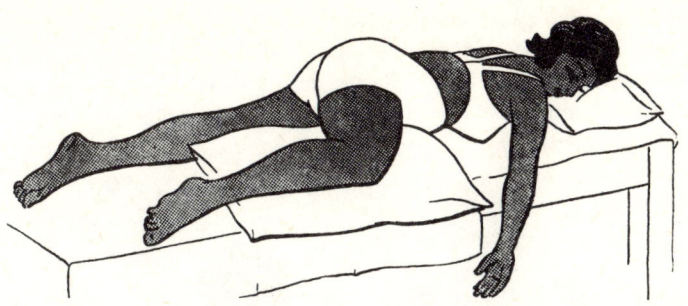

Abb. 7. Die Patientin entspannt sich während einer Wehe im fortgeschrittenen Eröffnungsstadium

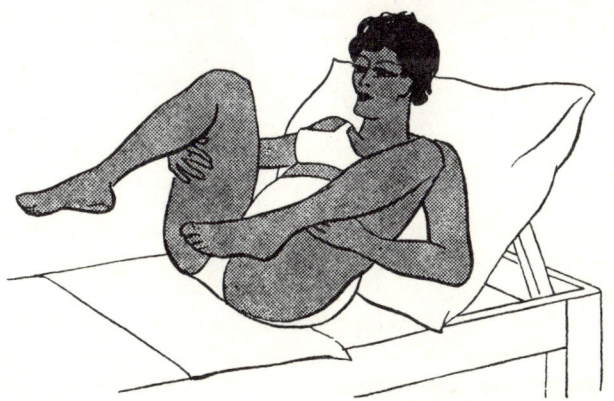

Abb. 8. Patientin in der richtigen Haltung zum Mitpressen

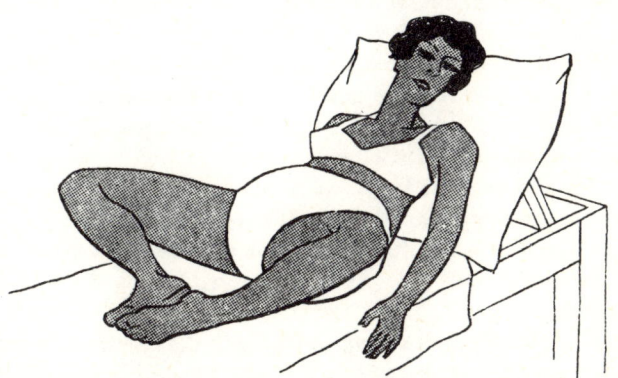

Abb. 9. Patientin in entspanntem Zustand beim Durchtreten des Kopfes

der Bettkante ruhte oder darüber hinausgeschoben wurde. Man hat behauptet, daß die Hebamme – falls sie allein ist – bei dieser Lagerung die Patientin besser überwachen könne. Aber das ist grundverkehrt, und alle, denen diese Methode beigebracht worden ist, sollten umlernen.)

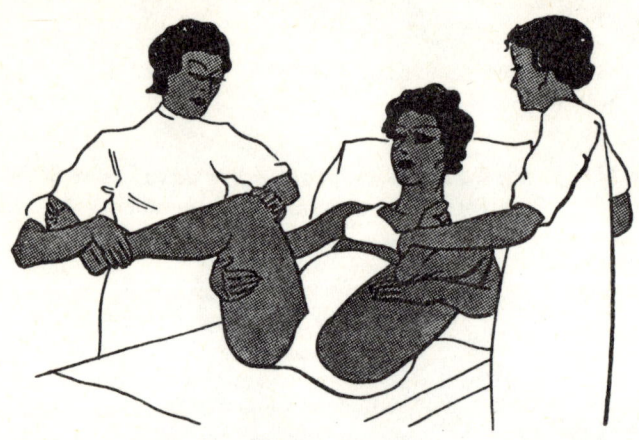

Abb. 10. Patientin in richtiger Haltung zum Hinauspressen des Kindes. Pflegerinnen halten ihr die Beine

Die auf unserem Bild dargestellte Haltung hat im Vergleich zu anderen viele Vorteile. Es ist die sogenannte »Hockstellung«, bei der das Gewicht auf dem unteren Teil des Rückens statt auf den Füßen ruht; sie gibt der Frau und ihrer Pflegerin die Möglichkeit, einander bei allem, was sie tun, voll anzusehen, und wenn die Patientin ihren rechten Fuß auf die Hüfte der Hebamme setzt, kann sie bei hochgezogenem linkem Bein ohne weitere Hilfe die Knie weit auseinanderspreizen. In Hockstellung gewinnt der Beckenausgang seine größte Weite, und die Muskeln, die das Pressen besorgen, können unbehindert ihre volle Kraft entfalten.

Außerdem sieht die Frau, wie ihr Kind zur Welt kommt, während Arzt oder Hebamme vorschriftsmäßig verfahren können, um Dammrisse zu verhindern. Sobald eine Wehe vorüber ist, werden die Beine wie auf Abbildung 9 in Ruhelage gebracht, und die Mutter wird zugedeckt.

Bei dieser Körperhaltung lehnt sich die Gebärende mit dem Rücken gegen eine Bettstütze oder eine Anzahl Kissen, so daß ein Winkel von 45 Grad zur Ebene des Bettes entsteht. Hinter den Kopf wird ein weiteres kleines Kissen gelegt, um ihm während der Entspannung eine leicht vorgebeugte Haltung zu geben. Durch diese Stellung wird der ganze Geburtsvorgang erleichtert und von Patientin und Pflegerin als weniger anstrengend empfunden.

GYMNASTIK

Um die folgenden Übungen sinnvoll auszuführen, ist es zweckmäßig, die Zeichnungen genau zu studieren und die darunterstehenden Anweisungen zu beachten. Hier nur wenige Ratschläge:

Die Übungen sollten niemals schnell ausgeführt werden, und während dieser Zeit müssen die Gedanken ganz bei der Sache bleiben. Wichtigstes Gesetz bei diesen Übungen ist das regelmäßige Atmen. Übungen, bei denen die Arme über den Kopf erhoben werden, sind unzuträglich. Schulterhöhe ist die Grenze, bis zu der beim Schwangerschaftsturnen die Arme gehoben werden dürfen.

Die Übungen, bei denen die Adduktoren (Anzieher) gestreckt werden wie bei Übung 2 (Abb. 15 und 16), sind besonders wichtig.

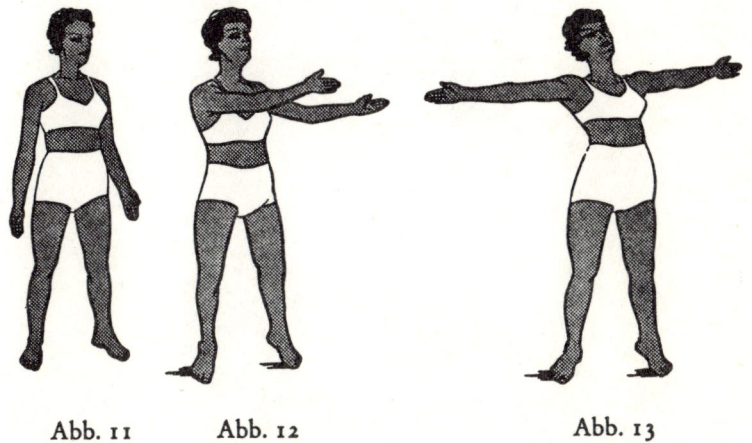

Abb. 11   Abb. 12   Abb. 13

Diese Muskeln tragen bei der Geburt, in der Austreibungsphase, wenn die abgebildete Beinstellung eingehalten wird, nicht nur dazu bei, den Beckenausgang zu erweitern, sie erleichtern auch das Mitpressen, wenn das Kind die Hilfe der Mutter braucht. In dieser Stellung kann die Gebärende auch der Person, die sie betreut, ins Gesicht sehen und

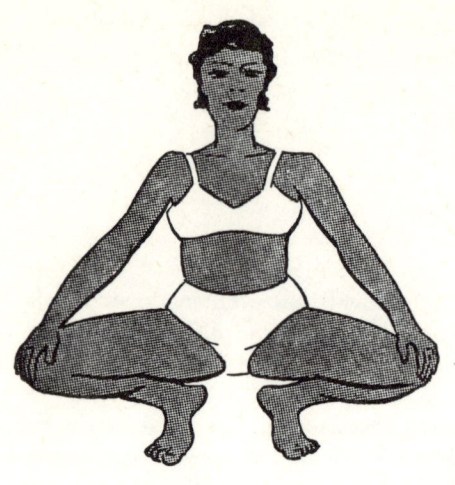

Abb. 14

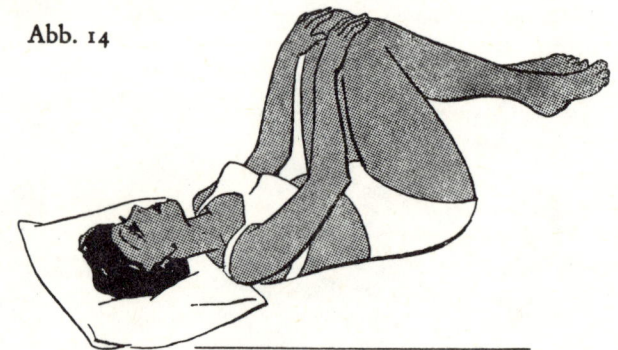

Abb. 15

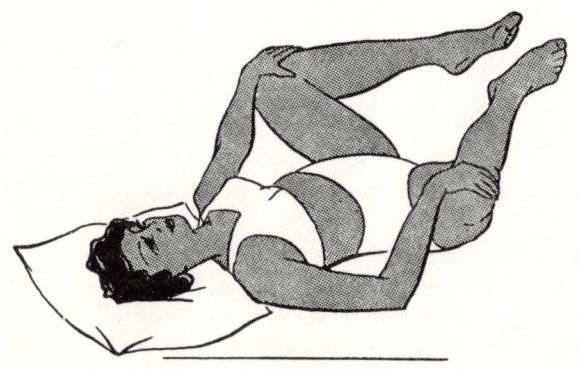

Abb. 16

so ihre Anweisungen besser verstehen. Und vor allem: sie kann sehen, wie ihr Kind geboren wird.

Anweisung für Übung 4: In Stellung 1 (Abb. 19) tief einatmen. Während des Ausatmens Stellung wie bei Abb. 20 einnehmen. Dann zur Ausgangsstellung zurück.

Übung 5 ist in dem weiter unten stehenden Text genau beschrieben. Ebenso alle übrigen.

Die Wichtigkeit der Turnübungen sollte jedoch nicht überschätzt werden. Sie geben zwar ein Gefühl von Leistungsfähigkeit und verhelfen sowohl zu richtigem Atmen wie zur Entspannung. Darin liegt ihr Wert. Aber eine seelisch gut vorbereitete Frau, die keine Turnübungen hat machen können, bringt ihr Kind viel leichter zur Welt als der hochtrainierte athletische Körper einer Turnerin, die nichts oder nur wenig über eine Geburt weiß. Diese Schrift soll ja nicht für einen gymnastischen Wettbewerb vorbereiten, sondern für einen einfachen, natürlichen Vorgang, bei dem ein gewisser Grad körperlichen Trainiertseins von Vorteil ist.

Übung Nr. 1. Atemübung. Bequeme Spreizstellung der Füße; die Arme hängen zur Seite des Körpers herab; Handflächen nach vorn gekehrt. Arme vorwärts bis zu Schulterhöhe heben und gleichzeitig auf die Zehen stellen. Arme seitwärts ausschwingen und Kopf leicht rückwärts beugen. Beim Ausführen dieser Bewegung tief einatmen und während des Ausatmens zur Ausgangsstellung zurück. Diese Übung sechsmal wiederholen.

Übung Nr. 2. Diese Übung lockert Knie- und Hüftgelenke, kräftigt die Bein- und Fußmuskeln und dehnt die an der Innenseite der Oberschenkel befindlichen Adduktoren, die Anzieher oder Reitermuskeln. Sie ist dazu bestimmt, die für die Geburt des Kindes günstigste Körperhaltung zu erleichtern. Denn durch diese, auf Seite 28 (Abb. 10) abgebildete Stellung wird der Beckendurchmesser vergrößert.

Beim Einatmen auf Zehenspitzen heben. Dann Hockstellung einnehmen oder auf die Fersen setzen. Hände auf die Knie legen und bei aufrecht gehaltenem Rücken Schenkel möglichst weit spreizen (Abb. 14). Zurück zum Stehen und Fersen senken. Wer anfangs das Gleichgewicht verliert, halte sich mit einer Hand an einer Stütze fest. Übung fünfmal wiederholen.

Das Dehnen der Adduktoren ist sehr wichtig. Diese Übung kann auch in Rückenlage ausgeführt werden. Dabei werden die Knie gebeugt (Abb. 15), dann läßt man sie auswärtskippen und drückt sie mit den Händen möglichst weit auseinander (Abb. 16).

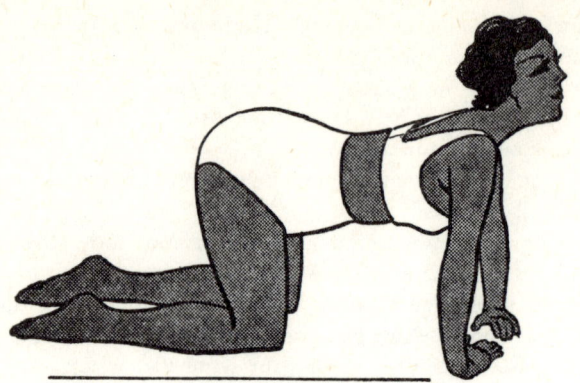

Abb. 17

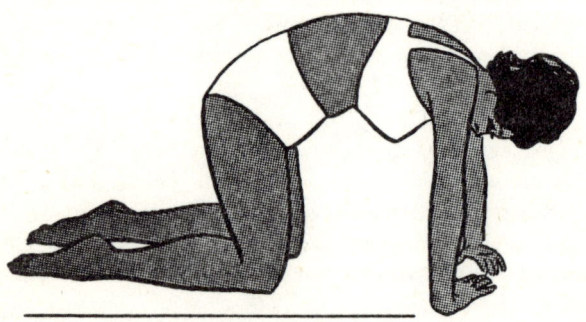

Abb. 18

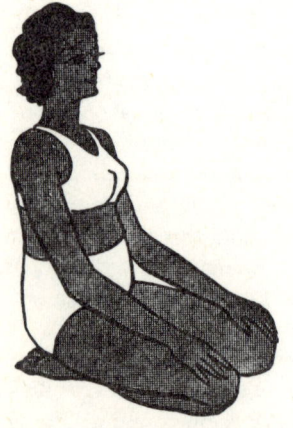

Abb. 19

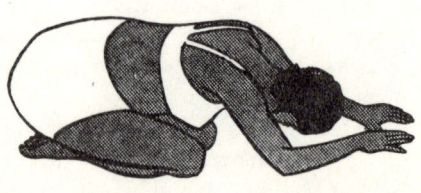

Abb. 20

Übung Nr. 3. Sie ist dazu bestimmt, den unteren Teil der Wirbelsäule und die Hüftgelenke zu lockern und beweglich zu machen. Verhindert oder bessert Rückenschmerzen.

Die in Abb. 17 abgebildete Stellung einnehmen: Hände um Schulterbreite, Knie ungefähr 20 cm weit auseinander; Rücken hohl; Ellenbogen leicht gebeugt und Kopf gut zurückgelegt. In dieser Stellung tief einatmen; dann Kopf zwischen die Arme sinken lassen und beim Ausatmen Rücken wölben; gleichzeitig Arme strecken und Gesäßmuskeln einziehen (Abb. 18). Dann zu Stellung Abb. 17 zurück. Übung langsam und exakt sechsmal wiederholen.

Übung Nr. 4. Diese Übung lockert und mobilisiert nicht nur die Hüft- und Wirbelsäulengelenke, sondern erleichtert auch das Üben ungehemmten, tiefen Atmens.

Wie in Abb. 19 auf den Fersen knien und Hände auf die voll gebeugten und etwa fußbreit auseinandergespreizten Knie legen. Bei gerade gehaltenem Rücken tief einatmen und während des Ausatmens so weit vorwärtsbeugen, daß Ellenbogen und Arme vor den Knien flach auf dem Boden liegen (Abb. 20). Beim Aufrichten zur Ausgangsstellung wiederum einatmen und am Schluß der Übung Hände auf die Knie pressen, Rücken hohl machen und Kinn heben. Zu normaler Stellung und Atmung zurück. Pause und achtmal wiederholen.

Übung Nr. 5. Zur Kräftigung der Bauch- und Schenkelmuskeln. Rückenlage. Tief einatmen und das rechte Bein bei gestrecktem Knie so weit heben, wie es ohne Anstrengung möglich ist. Während des Ausatmens langsam auf den Boden senken. Das gleiche mit dem anderen Bein und abwechselnd rechts und links je sechsmal wiederholen.

Beide Beine gleichzeitig heben (Abb. 23), dabei die Füße eher waagerecht als gestreckt halten. Dann langsam auf den Boden senken. Beine heben und einatmen – Beine senken und ausatmen. Dies ist eine ausgezeichnete Übung. Sie wird anfangs vielleicht schwer werden, bei wiederholtem Üben aber leichter fallen und keine große Mühe mehr machen. Die Pausen zwischen den Wiederholungen sollten aber länger sein als bei weniger anstrengenden Übungen. (Vorsicht, damit nicht zu harte Bauchdecken oder Hohlkreuz erzielt werden!)

Übung Nr. 6. Sie ist zum Spannen und Lockern der vorderen Brustmuskeln bestimmt, wodurch die Durchblutung des Gewebes

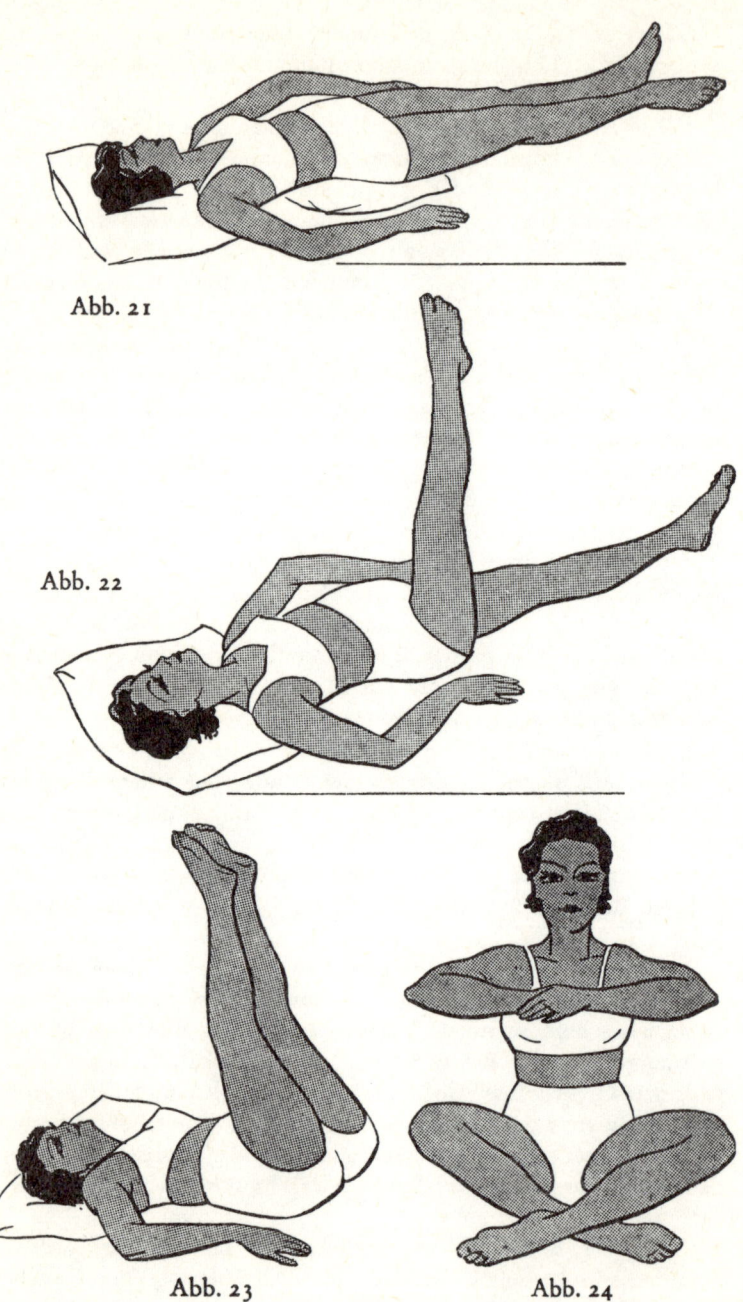

Abb. 21

Abb. 22

Abb. 23

Abb. 24

unter den Brüsten begünstigt wird und das Ingangkommen normaler Milchsekretion gefördert zu werden scheint. Im Gegensatz zu den anderen Übungen kann sie auch zum Üben des Atemanhaltens benutzt werden.

Mit den Händen den anderen Arm unmittelbar oberhalb des Handgelenkes fest umspannen (Abb. 24). Die Haut des Unterarms aufwärtsschieben und dabei die Arm- und Brustmuskeln anspannen. Entspannung und Wiederholung. Der Atem soll auf der Höhe der Einatmung so lange angehalten werden, bis diese Bewegung zehnmal ausgeführt ist, was ungefähr zehn Sekunden dauert. Die Zeit ist langsam zu steigern, bis der Atem mühelos zwanzig Sekunden angehalten werden kann. Diese Fähigkeit kann in der Austreibungsperiode von großem Nutzen sein, in der die Wehen manchmal zehn bis sechzehn Sekunden in voller Stärke andauern und kein Ausatmen gestatten.

SCHWANGERSCHAFTSHYGIENE

Hier noch einige Ratschläge zur persönlichen Hygiene, das heißt für die Pflege des Körpers während der Schwangerschaft.

Als erstes und vielleicht Wichtigstes wäre die VORBEREITUNG DER BRÜSTE für das Nähren zu erwähnen. Im Grunde ist hiervon in den letzten Jahren zu viel Wesens gemacht worden, denn es besteht kaum ein Zweifel, daß richtig gestützte Brüste sehr wenig weiterer Pflege bedürfen. Sie müssen nur in der richtigen Lage und die Warzen durch Waschen mit warmem Wasser saubergehalten werden. Man vermeide alles Gewaltsame, z. B. energisches Reiben und Massieren, wie es hin und wieder empfohlen wird.

In den letzten zehn bis zwölf Wochen sondern die Brüste manchmal wenige Tropfen eines sehr dicken, gelben Sekretes ab, das sich durch warmes Wasser ohne weiteres aufweichen läßt. Sollte diese, Colostrum genannte Substanz zu dick werden und die feinen Öffnungen der in die Brust führenden Gänge verstopfen, so genügt ein leichter Druck mit Daumen und Zeigefinger auf die Wurzel der Brustwarze, um sie wieder durchgängig zu machen; aber — wie ich schon sagte — das muß äußerst vorsichtig und ohne die geringste Gewaltanwendung geschehen.

Wenn die Brustwarze leicht eingezogen ist und auch nach einem warmen Bad nicht so weit heraussteht, wie sie sollte, ist es am besten, den Arzt zu fragen, ob er zum Tragen eines sogenannten Saughütchens oder Saugschildes rät, das die Warze weiter heraustreten läßt und so dem Kind ermöglicht, bequem und mühelos daran zu saugen.

Man sollte abhärtende Maßnahmen unterlassen, denn je weicher und elastischer die Warzen erhalten werden, um so besser für die Frau, die ihr Kind selbst zu nähren wünscht, wie es ja für die überwiegende Mehrzahl der Mütter zutrifft. Ich kann nur wiederholen: Auf die Brüste oder Brustwarzen einer schwangeren Frau darf niemals ein Druck ausgeübt werden. Das gilt nicht nur für die Form ihres Büstenhalters, sondern auch für die Methoden des Säuberns und der Vorbereitung zum Stillen.

Vor allem ist auf die HAUT DES KÖRPERS zu achten. Bei vielen Frauen treten während der Schwangerschaft braune Pigmentflecke auf, die ihnen nicht wenig Kummer bereiten. Aber nach der Geburt des Kindes verschwinden sie von selbst, und wenn die Haut durch Benutzung einer guten alkalischen Seife und einer erprobten Fettcreme sauber und weich gehalten ist, wird die junge Mutter nicht durch Pickel oder andere vermeidbare Hautveränderungen im Gesicht oder an den Händen und Armen belästigt werden.

Einer besonderen Pflege bedarf das HAAR. Während der Schwangerschaft fällt es zuweilen aus oder nimmt ein häßliches, glanzloses Aussehen an. Ich selbst bevorzuge immer noch ein paar Tropfen des altmodischen Klettenwurzelöls. Man braucht das Haar nur gut zu bürsten, ein paar Tropfen dieses Öles in die Kopfhaut einzureiben und darauf zu achten, daß diese sich gegen die Schädelknochen zu gut verschieben läßt. Wird das Haar dann noch, so wie es sich gehört, einmal wöchentlich gewaschen, so wird man aller Voraussicht nach überhaupt keine Unannehmlichkeit damit haben. Es wird seinen Glanz behalten und nach der Schwangerschaft besser aussehen als vorher.

Noch etwas zur PFLEGE DER FINGERNÄGEL. Viele Frauen lassen sie über den Finger hinausstehen, andere kümmern sich reichlich wenig um ihre Sauberkeit. Wie dem auch sei – sobald ein Säugling da ist, müssen die Nägel der Pflegerin selbstverständlich kurz geschnitten und gut gepflegt werden, denn sonst können sie eine Gefahrenquelle bilden. Sauberkeit ist deshalb so wichtig, weil gerade von den Nägeln mancher Krankheitskeim auf das Kind übertragen werden kann. Und das läßt sich vermeiden. Wir geben gewöhnlich den Rat, die Nägel und deren Umgebung am Abend mit etwas Vaseline einzureiben. Das erhält sie gesund, verhütet Einrisse und ebenso das Überwachsen der Haut über das Nagelbett.

Auch die ZÄHNE haben während der Schwangerschaft die Neigung, aus dem einen oder anderen Grunde Verdruß zu bereiten. Früher pflegte man zu sagen, das Kind im Mutterleib brauche den Kalk. Das ist natürlich Unsinn. Kein Foetus kann sich den Kalk aus den Zähnen einer werdenden Mutter aneignen. Ich glaube vielmehr, daß viele schwangere Frauen an einer Schwellung des Zahnfleisches leiden. Das ist nichts Ungewöhnliches und hat nicht viel zu sagen, sofern man nur regelmäßig den Mund spült. Man nimmt am besten ein gutes Zahnpulver oder eine gute Zahnpasta, benutzt eine weiche Bürste und massiert damit das Zahnfleisch. In dieser Weise gepflegt, wird das Zahnfleisch gesund und auch der Atem frisch bleiben. Starkes Bearbeiten mit einer harten Bürste ist nicht angebracht. Bei normalem Verlauf werden alle die kleinen Unannehmlichkeiten, die das Zahnfleisch bereiten kann, sehr bald nach der Geburt des Kindes verschwinden. Ungefähr im dritten Schwangerschaftsmonat gehe man einmal zum *Zahnarzt*, damit er raten kann, falls eine besondere Behandlung nötig sein sollte.

Viele Frauen machen sich Gedanken über ihre ERNÄHRUNG während der Schwangerschaft. Wer gewohnt ist, einfache, reizlose Kost zu sich zu nehmen, braucht seine Diät in keiner Weise zu ändern. Dagegen sollte das *Rauchen* unterlassen werden. Aber viele Frauen geben es schon von sich aus nach dem dritten Monat auf — sogar eingefleischte Zigarettenraucherinnen. Auch mit *Alkohol* sollte man vorsichtig sein. Damit sei nun nicht das gelegentliche Glas Wein verboten, das gewiß nicht schaden wird. Nur vor scharfen Getränken sei während der Schwangerschaft dringend gewarnt.

Es ist ratsam, täglich neben der übrigen Nahrung möglichst einen halben Liter Milch zu trinken. Manche Frauen trinken sogar einen ganzen. Das bedeutet natürlich eine zusätzliche Ausgabe; aber für das Kind ist es die denkbar beste Nahrung. Dasselbe gilt auch für Eier, Käse und Butter. Früher beschränkte man die Fleischration, aber heute ist man der Ansicht, daß auch dunkles Fleisch nach Belieben gegessen werden darf. Es kann tatsächlich für die schwangere Frau einen wertvollen Bestandteil der Nahrung bilden. Wichtig ist, hin und wieder Fisch zu essen — er enthält Jod, einen während der Schwangerschaft nützlichen Stoff — und möglichst viel Obst und Gemüse, besonders wenn es frisch ist. Vollkornbrot ist empfehlenswerter als Weißbrot.

Wenn möglich, sollte die Nahrung für Schwangere nicht mit heißem Fett zubereitet werden, denn Fette, die erhitzt werden, sind schwer verdaulich und könnten schlecht bekommen. Auch mit Süßigkeiten und Schokolade ist Vorsicht und Mäßigkeit geboten.

Am besten sind die unverfälschten Nahrungsmittel. Ist dies die gewohnte Kost, so braucht die Schwangere weder Kapseln noch Tabletten noch sonst etwas, es sei denn, der Arzt findet Anzeichen für Mangelzustände. Aber das ist bei sehr wenigen Menschen der Fall. Die heutige Angewohnheit, die werdenden Mütter mit Kapseln, Kalktabletten, Vitaminen und anderen Medikamenten vollzustopfen, ist wirklich töricht. Vor sechzig oder siebzig Jahren waren diese Mittel alle noch unbekannt, und die Kinder sind körperlich doch nicht schlechter ausgefallen — manchmal sogar auch geistig nicht.

Gesunder Menschenverstand ist das A und O für die Frauen bei der Schwangerschaftshygiene. Das gilt auch für die KLEIDUNG. Besonders sei hier eine zweckmäßige Form des Büstenhalters empfohlen, der die Brüste in ihrer natürlichen Lage stützt, keinen Druck auf die Warzen ausübt und die ungehinderte Entwicklung all der kleinen milcherzeugenden Organteilchen gewährleistet, aus der die Brust zusammengesetzt ist.

Und als letztes: achtgeben auf die FÜSSE. Keine Stöckelschuhe tragen, sondern solche mit festen, halbhohen oder flachen Absätzen. Die Schuhe müssen bequem sein, damit die Schwangere trotz der veränderten Körperhaltung durch die Verlagerung des Schwerpunktes sicher geht und nicht stolpert oder hinfällt, was so manchen Frauen gegen Ende der Schwangerschaft zustößt.

DER EHEMANN

Die Frauen sollten nicht locker lassen in ihren Bemühungen, das Interesse ihres Mannes für die Probleme der Schwangerschaft zu wecken. Er kann im Laufe der Monate wertvolle Hilfe leisten, wenn er weiß, welche Veränderungen eintreten und wie sich die Frau vorbereiten muß, um leistungsfähig und gesund zu sein.

Es gibt nicht wenige Männer, die an den Entspannungs- und Atemübungen ihrer Frauen teilnehmen und in vieler Hinsicht großen Nutzen daraus ziehen.

Alle aber sollten mein großes Buch gemeinsam mit ihren Frauen lesen, damit sie sich über die Verantwortung, die sie füreinander und für ihr Kind tragen, unterhalten können.

Solche Gemeinschaft bei der Vorbereitung auf die Geburt ist für beide Eheleute von unschätzbarem Wert und läßt oft eine aus Achtung und Liebe geknüpfte Bindung zwischen ihnen entstehen, die zur Grundlage eines glücklichen und harmonischen Familienlebens wird.

ANHANG

NACHWORT

Wir haben den Gynäkologen Rudolf Hellmann, *der Dick-Reads grundlegendes Buch von Anfang an betreute und auf unseren Wunsch schon 1949 ein Vor- und 1951 ein Nachwort verfaßte, wiederum gebeten, zu diesem Büchlein einen Beitrag zu liefern. Dieses Nachwort soll gegenwärtige geburtshilfliche Tagesfragen behandeln und einige der vielen an uns herangebrachten Probleme — mögen sie teilweise auch am Rande des Themas liegen — klärend erörtern, sofern das heute überhaupt schon möglich ist.*

Wir begrüßen es, daß ein unabhängiger Frauenarzt aus seiner Erfahrung, Sicht und Wertung heraus nicht nur seinen Kollegen, sondern auch der viel größeren Zahl der wißbegierigen nichtärztlichen Leser wiederum in der längst bewährten und von Publikum und Publizistik anerkannten Art einige Erläuterungen gibt.

Im Interesse des Autors sind sowohl Herr Dr. Hellmann als auch wir bemüht, Erfahrungen, Berichte und Veröffentlichungen über die Methode Dick-Read zu sammeln. Wir sind daher stets dankbar, wenn man uns entsprechend informiert und insbesondere auf neuere Veröffentlichungen hinweist.

HOFFMANN UND CAMPE VERLAG

»*Im Schoße ihrer blühenden Frauen ruht das Glück der Völker.*«
Lykurgos

Der große Wiener Anatom *Hyrtl* hat einmal gesagt: »Die Geschichte der Wissenschaften ist die Geschichte des Menschengeistes. Der Kampf zwischen Wahrheit und Irrtum bildet ihren Stoff.« Warum sollte die Geburtshilfe davon eine Ausnahme machen? Ganz allgemein verdanken wir unsere objektiv gesicherten naturwissenschaftlichen Errungenschaften erst der Forschung seit Beginn des 19. Jahrhunderts. In der Heilkunde und Wissenschaft vom Leben mußte man sich, um die Klärung vieler Einzelheiten zu ermöglichen, zunächst auf gewisse Einseitigkeiten in der Fragestellung beschränken. Es ist daher erklärlich, daß sich die *Wissenschaft* auch heute noch, nachdem die Sicherung der erforderlichen Grundlagen erreicht ist, teilweise erst zögernd wieder dem Gesamtgebiete zuwendet. Mehr und mehr hat sich die Erkenntnis Bahn gebrochen, daß wir nicht bloß beim Mechanisch-

Körperlichen bleiben dürfen, sondern zu einer erweiterten Ganzheitsschau kommen müssen. Von der anatomischen Basis ausgehend, eröffnen sich über das physiologisch-funktionelle Geschehen hinaus in der Biologie und Medizin weitere, zunächst scheinbar schwerer erfaßbare Bereiche. Die *Seele* wird mehr und mehr in die exakte Medizin einbezogen.

Ein Dualismus zwischen dem stofflichen Körper und der unstofflichen Seele des in dieser Welt lebenden Menschen kann heute nicht mehr ernsthaft vertreten werden. Der bekannte Berliner Nervenarzt und Psychotherapeut Prof. J. H. *Schultz* bemüht sich mit seiner Forderung der »Psychologisierung des Arztens« um eine stärkere Berücksichtigung der Psychologie, der »Wissenschaft von den seelischen Erscheinungen«, im Rahmen der gesamten Medizin.

Betrachten wir unter diesem Aspekt die gewöhnlichen Lehrbücher der Geburtshilfe, so finden wir darüber nur recht wenig, höchstens Kleingedrucktes. Sicherlich ist *G. Dick-Read* nicht der erste, der sich für »mehr Seele in der Geburtshilfe« eingesetzt hat. Aber er hat mit seiner Lehre von der »angstfreien, schmerzarmen und naturgemäßen Geburt« ein Tor weit aufgestoßen und dies so brennende Problem auf breiter Basis zur Diskussion gestellt.

Obwohl *Dick-Read* weder ausgebildeter Fachpsychologe noch Fachpsychotherapeut ist, hat er als *Geburtshelfer* – ähnlich wie 1847 Ignaz *Semmelweis* mit der Bekämpfung des Wochenbettfiebers, obwohl er von der Bakteriologie noch nichts wußte – aus der tagtäglichen Praxis und Erfahrung heraus die richtigen Schlüsse und Folgerungen gezogen. Er bekennt offen, daß es undankbar und aufreibend ist, wenn man in der Öffentlichkeit neue revolutionierende Ansichten vertritt. Die etwa zweitausend Jahre alte These: »Der Mensch wird in Lust gezeugt und in Schmerzen geboren«, erfährt nun in ihrer zweiten Hälfte eine wesentliche Korrektur. Die Schmerzlinderung ist zwar nicht das alleinige, aber doch ein Hauptproblem in der Geburtshilfe.

Daß *Dick-Reads* Gedankengänge so weit bekannt wurden, ist nicht nur seinen Büchern, sondern in großem Umfang auch dem Interesse zu verdanken, das die *Presse* ihm entgegengebracht hat. Es wird oft geklagt, daß von der Presse Skandalgeschichten mit sensationellen Einzelheiten, aber von nur geringer allgemeiner Bedeutung groß aufgemacht würden. Aufgebauschte Reportagen über schwierige, möglichst operative Entbindungen, über Mütter- und Kindersterblichkeit beherrschen das Feld der Sensationen. Wer die Gesetze der Journalistik kennt, weiß, daß es dort nicht ganz ohne Schwarz-Weiß-Malerei oder wenigstens Akzentbetonung geht. Ernst *Sodeikat* erörtert diese Dinge freimütig in seinem Buch »Der Verkehr mit der Presse« und kommt dabei trotz allem zu recht positiven Urteilen. Auf unserem Gebiet der Geburtshilfe hat ein großer Teil der seriösen Presse es seit einiger Zeit gewagt, dem Leser ruhig und sachlich über normal verlaufene Geburten zu berichten. Zweifellos haben *Dick-Reads* Bücher zu dieser Schwenkung und erfreulichen Art der Berichterstattung einen wesentlichen Teil beigetragen.

Durch diese Aufklärungen der Presse in aller Welt haben gewiß unendlich viele Frauen einmal etwas darüber gelesen, daß sich nach der *Dick-Read*schen Methode Entbindungen leichter und schmerzärmer als sonst durchführen lassen. Den Berichterstattern standen dabei überall junge Mütter zur Verfügung, die ihnen ihre eigenen Erfahrungen von ihrer Niederkunft schildern konnten. Darunter zählten auch Mehrgebärende, die einen Vergleich mit anderen Entbindungsmethoden (z. B. Dämmerschlaf, Durchtrittsnarkose usw.) ziehen konnten.

Im Januar 1956 ging eine erfreuliche Pressemeldung durch alle Blätter: Vatikanstadt, 8. Januar. »*Papst Pius XII.* hat am Sonntag die ›schmerzlose und natürliche Geburt‹ in einer Ansprache vor über tausend Ärzten aus allen Teilen der Welt gebilligt. Er erklärte: ›Sie widerspricht weder der Heiligen Schrift noch den Moralgesetzen.‹

Bei der schmerzlosen, natürlichen Geburt handelt es sich um eine Methode, bei der allein die natürlichen körperlichen und seelischen Kräfte der Mutter entfacht, dagegen keine Arznei- oder Narkosemittel verwendet werden. Einer ihrer Verfechter in Europa ist der britische Arzt Dr. Grantly *Dick-Read*.

Eine katholische Mutter ist in ihrer Entscheidung frei, sich der neuen psychologischen Methode als eines Mittels zur Minderung der Schmerzen bei der Geburt zu bedienen. Er betont, daß er sich damit ausschließlich auf Methoden zur psychologischen Vorbereitung der werdenden Mutter, nicht aber auf ›künstliche‹ Methoden der schmerzlosen Geburt, wie Anästhesie oder Hypnose, bezieht.«

Dick-Read will die nicht wegzuleugnenden Schäden der Zivilisation ohne große technische Hilfsmittel beseitigen und die Geburt zu einer natürlichen – oder vielleicht besser gesagt zu einer naturgemäßen – machen. In der Tat ist es ihm gelungen, in Europa und vor allem auch in den USA die immer weiter vordringende Technisierung der Geburtshilfe zu reduzieren. Entbindungen nach *Dick-Read* werden heute in weiten Teilen der Welt in großem Ausmaß vorgenommen. *Dick-Read* hat eine »neue« konservative Geburtshilfe ermöglicht. Und so ergibt sich amüsanterweise, daß z. B. in den USA heute die Verfechter dieser Methode denen gegenüberstehen, die nur durch pharmazeutische Mittel eine schmerzfreie Geburt erzielen wollen. Es geht dort also beinahe nach dem Motto: »Hie Natur – *Dick-Read* allewege! – hie Chemo-Industrie!«

Wer sich über die Vorteile des *Dick-Read*schen Systems und seine Abgrenzung gegenüber den medikamentös-anästhesierenden und narkotisierenden Verfahren eingehend und objektiv unterrichten will, der sei auf das sehr lesenswerte Buch von Dr. A. *Lundwall* in Salzburg (Beilagenheft zur »Zschr. f. Geb.hilfe«, Bd. 143, 1955) »ZUR GEBURTSHILFLICHEN ROUTINE-ANÄSTHESIE« verwiesen. Der Nestor der deutschen Geburtshilfe, Geheimrat W. *Stoeckel,* Berlin, begrüßte in seinem Geleitwort diese von großer Literaturkenntnis getragene Arbeit, weil sie »gegen die Übertreibungen Front macht, die sich auch in Deutschland für die wahl- und indikationslose Geburtenanästhesie Geltung zu schaffen beginnt«. Der sehr objektive Dr. *Lundwall* fügt seinem »mahnenden CAVE vor Routineanästhesie« hinzu: »Ein Verbot indikationsloser Geburtenanästhesie würde wenig nützen, wenn der psychische Niedergang der Frauen Tatsache wäre. Sollten wir wirklich so weit sein? Ein konträres, tröstliches Symptom bildet die Aufnahme *Dick-Read*scher Gedankengänge in Amerika und seiner Bücher bei uns, die, mag man in Einzelheiten auch anderer Ansicht sein, in der Konzeption des physiologischen Geburtsgeschehens, wahren Arzttums und echter Mütterlichkeit eine Großtat darstellen. Selbst dort, wo die Routineanästhesie schon Tatsache geworden ist, gelang es *Dick-Read,* wie auch anderen Anhängern der physiologischen Geburt, mehr und mehr Frauen für natürliche Geburten zu gewinnen.«

Immer steht der Geburtshelfer vor der verantwortungsvollen, aber auch schönen Aufgabe, sich um zwei Menschenleben gleichzeitig sorgen zu müssen – das schon vorhandene der Mutter und das zum Licht drängende des Sprößlings. Die Entbindung – wohl die positivste und befriedigendste Tätigkeit eines Arztes innerhalb seines Wirkungsbereiches – ist für den Geburtshelfer zwar der Höhepunkt seines Wirkens, aber weder der Anfang seiner Vorsorge noch das Ende seiner nachgehenden Tätigkeit. Das Arbeitsfeld des Geburtshelfers als Behüter und Bewahrer menschlichen Lebens liegt in den Jahren der Hoch-Zeit und Reife seiner sich ihm anvertrauenden Patientinnen. Bundesgenosse im Kampf um das einmal unvermeidliche »Stirb« ist die Allkraft des »Werde«.

Seit Jahren hat G. *Dick-Read* die bisherigen Überlegungen der

Geburtshelfer in Richtung auf die *Aufklärung und Unterweisung* der werdenden Mutter erweitert, um ihr dadurch die so schädliche Angst vor der Entbindung zu nehmen. *Dick-Read* hat diese Art der Vorbereitung zur verbindlichen Forderung für die Geburtshilfe erhoben. 1950 erschien die erste deutsche Ausgabe seines weltbekannten Buches. Aus publizistischen Gründen wurde vom Verlag der zugkräftige Titel »Mutterwerden ohne Schmerz — Die natürliche Geburt« gewählt. Wenn man weiß, wie wichtig wirkungsvolle Buchtitel sind, wird man Verständnis dafür haben, daß dieser Titel, der nun schon eine gewisse Tradition hat und beim Publikum bekannt ist, voraussichtlich auch bei künftigen Neuauflagen beibehalten werden muß.

Einem Brief des Ärzteverbandes Zürich vom 8.7.1955 läßt sich entnehmen, daß dort »alle Gynäkologen nach der Methode *Dick-Read* arbeiten«. Die weite Verbreitung und Beliebtheit des *Dick-Read*schen Verfahrens in der Schweiz bestätigte uns auch Frau Dr. *Liechti-v. Brasch* von der *Bircher-Benner*-Klinik in Zürich. Der Tradition ihrer Klinik entsprechend, hat sie sich mit den so wichtigen Ernährungsfragen in Schwangerschaft und Wochenbett befaßt. Auf ihr nun schon in zehnter Auflage erschienenes Buch »Gesunde Schwangerschaft — glückliche Geburt«, dem *Dick-Read* auch ein Geleitwort widmete, sei besonders hingewiesen (Bircher-Benner-Verlag, Frankfurt/Main).

Mehr und mehr kommt man zu der Überzeugung, daß es irrig war zu glauben, die Frucht im Mutterleib könne durch das Verhalten der Frau während der Schwangerschaft nicht beeinflußt werden. Man kann heute wohl nicht mehr annehmen, daß das Kind wie eine Art Parasit beziehungslos im Leibesinnern der Mutter aufwächst. Erst in jüngster Zeit sind neuere Kenntnisse über Schäden beim Foetus durch mütterliche Infektion gewonnen worden.

Daß das werdende Kind durch die Art der *Ernährung* der werdenden Mutter beeinflußt werden kann, läßt sich ebensowenig leugnen (Dr. W. *Bayer*, Kinderarzt in Hamburg, in »Die Heilkunst«, Heft 4, 1956) wie die Möglichkeit *psychischer Einwirkungen* auf dem Weg über die Mutter. Hier soll zu diesem noch wenig erforschten Problem nur so viel gesagt werden, daß eine werdende Mutter, die bei geregelten äußeren Verhältnissen in guter Ehe lebt und sich mit ihrer Familie vollen Herzens auf das Kind freut, das sie erwartet, sicherlich bessere Voraussetzungen bietet, ein körperlich und geistig gesundes Kind zur Welt zu bringen, als eine Mutter, bei der das nicht zutrifft. In unserer Zeit des erbarmungslosen Hastens und Jagens, der Angst und Neurose häufen sich gewisse Fälle, daß eigenständig oder im Betrieb des Gatten beruflich tätige Schwangere sich keinerlei Schonung vor der Geburt gönnen und ihre physischen und psychischen Kräfte weit überziehen. In einer sehr aufschlußreichen Arbeit von Professor Dr. med. Dr. jur. H. *Göbbels*, Hamburg, über »Die Begutachtung von Aufbrauch- und Überlastungserscheinungen« (Nauheimer Fortbildungslehrgang, 1951, S. 85—100) finden sich bemerkenswerte Parallelen hierzu. Die Amerikaner sprechen von »tentigue«, einer Zusammenziehung aus »tension« = Anspannung und »fatigue« = Abspannung, Erschöpfung. In unserem Fall müßte man also analog von einer »tentigue of pregnancy« sprechen. Nicht selten belastet ein so unvernünftiges, meist durch materielle Gesichtspunkte bestimmtes Verhalten dieser oft noch zu Genußgiften greifenden Frauen nicht nur den ruhigen Ablauf der Geburt, sondern auch die Tätigkeit des Geburtshelfers, da ja solche Patientinnen beim Eintreten pathologischer Ereignisse nie die Ursache bei sich selber suchen oder eingestehen. Sollten solche werdenden Mütter nicht allein durch die Möglichkeit beeindruckt werden, daß ihr Verhalten schädliche Folgen für das Kind haben könnte? Glauben doch manche Kinderärzte an eine erst nach Jahr und Tag sich erweisende Anbrüchigkeit. Vielleicht zeitigen Überlegungen dieser Art etwas mehr geburtshygienische Einsichten?!

Manche Frauen befürchten, daß sie durch die Schwangerschaft Schäden an ihrer Figur erleiden, besonders daß sie *schlaffe Bauchdecken* oder häßliche *Schwangerschaftsnarben* der Haut bekommen. Die Überdehnung der Bauchdecken läßt sich durch einen Umstandsgürtel weitgehend verhüten; er soll in den höheren Monaten der Schwangerschaft getragen werden und den Leib heben. Es gibt in den einschlägigen Fachgeschäften in Deutschland und der Schweiz ebenso ausgezeichnete Modelle wie in vielen anderen Ländern der Welt. Sie sollen auch der Umstandskleidung gute Form und einen gewissen Schick ermöglichen.

Wie aber ist es mit der Verhütung der so häßlichen, oft blaurot gefärbten *Schwangerschaftsstreifen*, die später als weißlich glänzende Narben nicht mehr zu beseitigen sind? Es ist viel zu wenig bekannt, daß schon 1911 der Hamburger Frauenarzt Dr. *Barfurth* (Zbl. Gynäkol., 1911, Nr. 51) und später sehr eindringlich der Wiesbadener Gynäkologe Dr. W. *Strakosch* (Zbl. Gynäkol., 1942, Nr. 13) in mehreren Veröffentlichungen über ihre Behandlungsarten zur Verhütung solcher Schäden berichtet haben. Eine vorbeugende Behandlung durch die sogenannte »Striae-Massage« läßt sich am einfachsten so vornehmen, daß man bereits vom sechsten Monat der Schwangerschaft an regelmäßig morgens und abends je fünf bis zehn Minuten mit einer weichen Handbürste von der Mittellinie des Unterleibes bogenförmig weit nach außen entlang den Spaltlinien die Haut massiert und bürstet. Durch diese einfache Maßnahme, die Haut und Bauchdecken elastisch und funktionsfähig erhält, kann man in kosmetischer Hinsicht viel erreichen und sich manchen Kummer ersparen.

Offensichtlich haben *Dick-Reads* Anschauungen auch in *Rußland* und den von ihm beeinflußten Gebieten Eingang gefunden. Natürlich konnte man westliche Methoden nicht ohne weiteres übernehmen — sie wurden als solche auch von einigen Gynäkologen abgelehnt. Aber *Dick-Reads* Hauptgedanke hat sich doch auch bei den Ärzten in Osteuropa ausgewirkt. Einzelheiten finden Interessierte in dem 1953 (VEB Verlag Volk und Gesundheit, Berlin) erschienenen Buch »Schmerzausschaltung bei der Geburt«. Im wesentlichen handelt es sich um die von I. S. *Welkowski* vorgeschlagene »*psycho-prophylaktische Methode*«, die auf Prinzipien des 1936 verstorbenen Physiologen Iwan P. *Pawlow* zurückgeht. Zu Beginn einer 1951 in Leningrad abgehaltenen Konferenz sagte der Präsident des Verbandes der medizinischen Wissenschaften der UdSSR: »Die Lösung des Problems der *Schmerzausschaltung bei der Geburt* wird mit Recht als eine der wichtigsten Aufgaben der sowjetischen Medizin angesehen. In den bürgerlichen Ländern, wo die Sorge um die Gesundheit der Werktätigen, insbesondere um das Wohlergehen der Mütter und Wöchnerinnen, von seiten des Staates fehlt, ist eine Anwendung der Schmerzausschaltung bei der Geburt auf breiter Basis und ihre Einführung in die Praxis unmöglich. Nur in der Sowjetunion, unter dem günstigen Einfluß des großen Stalinschen Prinzips der Sorge um den Menschen, der den Kommunismus aufbaut, konnte das Problem der Schmerzausschaltung bei der Geburt zu großer Entfaltung gelangen.« Ob die Rede auf diesem Kongreß heute noch genauso klingen würde, mag füglich bezweifelt werden. Aber sicher läßt sich mit diesen *Aktiv*-Methoden, bei denen die Schmerzbildungszentren in der Hirnrinde und die Bedeutung des Wortes als »Zweites Signalsystem« besonders betont werden, ebenfalls der gewünschte Effekt erzielen. Lassen wir die Politik außerhalb des Rahmens der Geburtshilfe, so darf doch wohl vermerkt werden, daß es nur der Forschung dienlich sein kann, wenn neue Methoden erarbeitet werden. Aus der Leipziger Frauenklinik haben 1954 Dr. N. *Aresin* (Zbl. f. Gynäkol., Heft 34a, 1954) und Dr. H. *Ruppert* von der Charité Berlin (»Deine Gesundheit«, Heft 4, 1956, VEB Verlag Volk und Gesundheit, Berlin) über ihre diesbezüglichen Erfahrungen berichtet. Es fällt auf, daß diese beiden deutschen Gynäkologen im Titel vernünftigerweise nicht von »Schmerzausschaltung«, sondern nur von »Geburtsschmerzerleichterung« sprechen. Dr. *Ruppert* wies dabei besonders auf die intensive Ausbildung von Ärzten und Hebammen in der modernen Geburtshilfe innerhalb der DDR hin. Man sollte im Westen ohne Vorurteil einmal über die wissenschaftliche Arbeit der ostzonalen deutschen Ärzte nachdenken.

Es würde zu weit führen, hier näher darauf einzugehen, daß nach neueren Forschungen die *Pawlow*sche Lehre von der Schmerzbildung schon wieder in einem anderen Licht erscheint. Bedauerlich bleibt nur die Tatsache, daß auch innerhalb der Wissenschaften der so nötige und befruchtende Gedankenaustausch zwischen den Forschern im Osten und Westen recht dürftig ist.

Leider gibt es — wie aus zahlreichen Anfragen und Zuschriften erkennbar — in der Bundesrepublik sehr viele werdende Mütter, die *keine* Ärzte, Hebammen und Krankengymnastinnen fanden, durch die sie nach der *Dick-Read*schen Methode unterwiesen und entbunden wurden. Wohl hat es Frauen gegeben, die sich nur an Hand des *Dick-Read*schen Buches auf ihre Entbindung vorbereiteten und diese — mit darin unerfahrenen oder sogar den Verlauf störenden Geburtshelfern — einwandfrei durchführten. Zweckmäßiger aber sind Unterweisungen durch wirklich sachkundige Lehrkräfte. Zur Information sei auf den im Nachwort zum *Dick-Read*schen Buch geschilderten, von Anfang an von uns bevorzugten Modus verwiesen. Eine versierte Krankengymnastin leitet die Übungen in kleinen ausgewählten Gruppen, wobei die Erfahrungen beim autogenen Training benutzt werden, insbesondere die Leistungssteigerung durch die Gemeinschaftsarbeit. Die erstmals Schwangeren in den Kursen lassen sich häufig von den Müttern, die bereits eine natürliche Geburt angstfrei, schmerzarm und leicht erlebt haben, berichten; sie bekommen dadurch ein konkretes Vorbild, das ihnen die Richtigkeit des abstrakten Lehrstoffes bestätigt. Eine Verkürzung der Geburtsdauer auf teilweise zwei Drittel oder gar weniger der sonst üblichen Zeit und frische, gesunde, nicht annarkotisierte Kinder sind der verdiente Lohn für redliche Mühen der jungen Mutter, die mit Recht stolz auf die eigene Leistung sein darf. Je perfekter das Vorbild, desto größer der Anreiz für den Wetteifer der anderen Kursteilnehmerinnen. Der Frauenarzt Dr. H. *Lohmer*, München, hat in seiner Abhandlung »Fünf Jahre Erfahrung mit der modifizierten *Dick-Read*schen Methode der angstfreien Geburt« (Med. Klinik, 1955, S. 1828) nicht nur die allgemein guten Erfahrungen bestätigt, sondern neben besonderen Übungen, »die sich in den Alltagsablauf jeder Frau einpassen«, auch auf die besondere Bedeutung der Bauchatmung für die Entspannung hingewiesen.

Wir empfanden es bei Geburten als sehr angenehm und förderlich, wenn die Gebärende das autogene Training beherrscht. Dr. H. J. *Prill* aus der Würzburger Klinik hat einen sehr schönen »Übungsplan für das autogene Training zur Geburtsschmerzerleichterung« ausgearbeitet (Zschr. Geb. u. Gynäkol., 1956, S. 211) und erprobt. Die Durchführung des autogenen Trainings muß aber dem psychotherapeutisch geschulten Arzt vorbehalten bleiben. Die Erfahrungen der genannten Autoren wurden am 24. 4. 1955 auf einer Gynäkologen-Tagung in Würzburg erweitert. Dr. K. H. *Lukas* von der Gießener Frauenklinik sprach über seine dort gemachten Erfahrungen mit der *Dick-Read*schen Methode und Dr. *Stähler*, Siegen, über »Wehenschmerz- und Atemregulierung« (Zbl. Gynäkol., 1955, S. 1471).

Noch ein Wort zur Schmerzbeseitigung durch *Hypnose in der Geburtshilfe*. Derartige Versuche sind schon seit 1819 bekannt. Eine sehr eingehende Abhandlung über den »geburtshilflichen Dämmerschlaf in Hypnose« verdanken wir Prof. G. von *Wolff*, Berlin (Zschr. f. Geb. u. Gynäkol., 1926, S. 443). Eine hypnotische Behandlung läßt sich ohne Schaden für Mutter und Kind durchführen. Sie erfordert aber in der Hypnosetechnik geschulte Ärzte, viel Zeit und Mühe. Sowohl beim medikamentösen Dämmerschlaf als auch bei der Geburt in Hypnose wird der Mutter das beglückende *Erlebnis des Geburtsvorganges* und die *Erinnerung* daran genommen. Außerdem versagt etwa ein Drittel dieser Hypnosebehandlungen. So groß die Bedeutung der Hypnose als Heilmittel in der allgemeinen Medizin ist, und wenn auch jeder Arzt darin geschult sein sollte, so wird sie doch in der Geburtshilfe wohl auch in Zukunft nur sehr beschränkt Anwendung finden.

Grundsätzlich hat *Dick-Read* klar erkannt, daß die mechanischen Methoden, die das »Symptom« Schmerz bekämpfen, meist erst am Ende der Schwangerschaft einsetzen, während er schon weit früher die ursächlichen Übel an der Wurzel angreift. Wenn die Angst — die nach J. H. *Schultz* der Gegenpol zum Selbstvertrauen ist — in einem wechselseitig sich steigernden Abhängigkeitsverhältnis zum Schmerz steht, so muß dieser Teufelskreis durchbrochen werden. Schon sehr lange vor dem Termin der Niederkunft bemüht sich der moderne Geburtshelfer, durch psychologische Mittel die Angst gar nicht erst entstehen zu lassen oder sie wenigstens noch beizeiten zu beseitigen. Auch der Laie weiß, daß heute wieder das »Wort als Arznei« gilt. Der Schmerz läßt sich bei der Geburt »sympathisch« gestalten — wobei wir nicht leugnen wollen, daß es ja auch eine Wollust des Schmerzes gibt.

Man muß mit dem Verlangen nach restloser Schmerzausschaltung vorsichtig sein. Im Gegensatz zu Narkose, Dämmerschlaf und völliger medikamentöser Anästhesie bleibt beim *Dick-Read*schen Entbindungsverfahren die *Möglichkeit zur Schmerzempfindung und Schmerzäußerung* als Gefahrenmeldeeinrichtung bei pathologischen oder unerwarteten schmerzerzeugenden Ereignissen erhalten. So werden die natürlichen Gegebenheiten weitgehend gewahrt.

Auch die *Verkürzung der Geburtsdauer* läßt sich hierbei immer nur im Rahmen der obwaltenden physiologischen Kräfteverhältnisse erreichen. Forciert rasche Entbindung, Totalerschlaffung der Weichteile und dergleichen bei weitgehender Ausschaltung der natürlichen Gebärkräfte und womöglich noch des Bewußtseins durch medikamentöse Applikation sollten heute eigentlich nicht mehr ein allgemein angestrebtes Ziel für die »Kunst des Geburtshelfers« darstellen.

Wir wollen unseren Frauen das sichere *Gefühl der Geborgenheit* und des *Vertrauens* vermitteln. Hierzu kann jeder einzelne der geburtshilflichen Gruppe (Arzt, Hebamme und evtl. die der Gebärenden vertraute Gymnastin) schon mit einfachen psychologischen Mitteln viel beitragen. Unterstützend soll noch eine möglichst anheimelnde Wirkung des *geburtshilflichen Milieus* hinzukommen. Wenn man weiß, daß »Kreißen« von »Kreischen, Schreien« herrührt, so wird einem verständlich, daß außer *Dick-Read* auch psychotherapeutisch eingestellte Geburtshelfer im deutschen Sprachgebiet sich für die Abschaffung der bisherigen »Kreiß-Säle« einsetzten, um der suggestiven Angstübertragung durch das Stöhnen und Schreien in diesen Massenentbindungsbetrieben Einhalt zu gebieten.

Soll eine möglichst naturgemäße Geburtsleitung durchgeführt werden, so wird der Arzt bei der *Anwendung von Medikamenten* zur Milderung der Schmerzen dessen eingedenk sein, daß ihre Verabreichung für Mutter und Kind nicht nachteiliger sein darf als der Zustand, den sie beseitigen soll! Die moderne Geburtshilfe strebt eine möglichst schonende psycho-physische Führung der Frau während des Gebärens an. Will man schädliche Erregungszustände beseitigen, um eine dämpfende Wirkung auf das zentrale Nervensystem im Sinne der Harmonisierung und Stabilisierung der Persönlichkeit auch durch Medikamente zu erreichen, so bieten sich gewisse moderne Phenothiazin-Derivate an. Sie schalten einmal das Bewußtsein nicht aus, verstärken aber andererseits die Wirkung schmerzbetäubender Medikamente.

Die Anwendung dieser »Ataractica« ist besonders dann von Nutzen, wenn die Gebärende sehr aufgeregt und unruhig ist oder gar mehr oder weniger hemmungslos die Selbstbeherrschung verliert. Oft läßt sich eine sinnvolle Kombination psychischer und pharmakologischer Verfahrensweisen wirkungsvoll anwenden.

Wenn irgend möglich, soll das hohe mütterliche Glücksgefühl beim

Schöpfungsgeschehen nicht durch die Wirkung der medikamentösen Betäubung herabgemindert oder gar vernichtet werden.

Am 21. 6. 1956 standen auf einer Gynäkologen-Tagung in Rostock unter Leitung des Ordinarius Prof. H. H. *Schmid* diese und andere geburtshilfliche Fragen zur Erörterung. Der Verfasser dieser Zeilen hielt einen Vortrag »Zur Psychologisierung der Geburtshilfe« (Zbl. Gynäkol. 1956, 42, 1665). Danach wurde empfohlen, daß *Dick-Reads* Gedankengut und die Erkenntnisse der Psychotherapie von allen Geburtshelfern aufgegriffen und erprobt werden, um unser Fachgebiet fruchtbar zu erweitern.

Nun noch einiges zu den *Kritiken an Dick-Read*. Dabei sei an die alte Wahrheit erinnert, daß jede Kritik zugleich etwas über den Kritiker selbst aussagt.

Es wäre doch wohl richtiger, wenn Ärzte, die entweder überhaupt keine Geburtshilfe treiben oder keine eigenen Erfahrungen mit der *Dick-Read*schen Methode gemacht haben, eine Beurteilung denen überließen, die sich in jahrelangem Streben Tag und Nacht bemüht haben, diese Dinge zu erarbeiten, um dann schließlich zu einer begründeten Wertung zu kommen!

Nicht selten tut die wissende Frau der jetzigen Generation gewisse Entbindungs-Schauermärchen der vergangenen Zeit mit einer Handbewegung und einem Lächeln ab. Vielleicht mag auch die *Mode*, deren Macht im Leben der Frau wir Frauenärzte keineswegs verkennen dürfen, insofern ein wenig mitgespielt haben, als solche Übertreibungen heute seltener offene Ohren finden. Es gehört zweifelsohne zu *Dick-Reads* Verdiensten, daß eine größere Ehrlichkeit in der Geburtshilfe Platz gegriffen hat.

Mit der Zuhilfenahme psychologischer Methoden zur konservativen Geburtshilfe, deren Beherrschung anerkanntermaßen zehn bis fünfzehn Jahre erfordert, stehen wir noch sehr am Anfang. Wir sind aber davon überzeugt, daß in Zukunft eine stärkere *Berücksichtigung psychischer Faktoren* in der vielfach von den Patientinnen als zu schematisch empfundenen Geburtshilfe erfolgen und sich günstig auswirken wird. (Siehe auch »Die Vorträge der 6. Lindauer Psychotherapiewoche 1955« von E. *Speer*. Thieme-Verlag: Dr. R. *Hellmann* »Der psychische Faktor in der Geburtshilfe«.)

Der Altmeister der deutschen Gynäkologie, der Tübinger Professor A. *Mayer*, sagt: »Das Umlernen und Umdenken aus festgefahrenen Vorstellungen und Schulmeinungen ist um so schwerer, je reifer und fertiger die einzelnen Fachvertreter sind und je weniger es ihnen liegt, als Meister noch einmal in die Lehre zu gehen. Ganz besonders schwer ist die Umstellung, wenn man bisher beliebte und schon bewährte Arbeitsmethoden aufgeben muß.«

Nun, der Geburtshelfer muß einen gesunden Optimismus haben. Hoffen wir Jüngeren also, daß die Anflutung neuer Strömungen in der Geburtshilfe nicht Jahrzehnte benötigen wird — im Interesse der Mütter und Kinder und nicht zuletzt auch des Fortschritts in der Wissenschaft.

Rudolf Hellmann

ZUR ZWEITEN AUFLAGE

Als ich mir vor ungefähr zehn Jahren nach den englischen Unterlagen die geburtshilflichen Lehren *Dick-Reads* in der Praxis zu erarbeiten begann, war das noch recht schwierig, da es sich in vielfacher Hinsicht um Neuland handelte. Die zukünftigen Mütter wußten von diesen ungewöhnlichen Anschauungen noch nichts und mußten erst davon überzeugt werden, daß die vorbereitenden Übungen sich bei der Entbindung als nützlich erweisen würden. Mit der Übertragung des englischen Buches in die deutsche Sprache konnten wir dann der Frauenwelt und den Geburtshelfern einwandfreie Unterlagen zu Informations- und Unterrichtszwecken zur Verfügung stellen und so für alle die Situation wesentlich erleichtern. Seitdem ist auch in Deutschland durch ungezählte Veröffentlichungen von Berufenen und leider auch von Unberufenen ein nicht mehr übersehbares Schrifttum entstanden. Es ist erfreulich, daß sich auch im deutschsprachigen Gebiet die »Methode Dick-Read« — obwohl ihr zuweilen nicht nur sachliche Gegnerschaft, sondern sogar nicht zu verkennende Feindschaft entgegengebracht wurde — grundsätzlich ihren Platz erobert hat. Sie ist aus der Praxis entwickelt und hat ihren Weg — sei es in ursprünglicher oder in abgewandelter Form — fortgesetzt. Mehr und mehr findet die »natürliche Geburt« selbst in großen Entbindungs- und Universitätsfrauenkliniken Eingang. Eine so fortschrittliche Methode durchzusetzen, ist nicht einfach, denn ganz allgemein ist im Gesamtbereich der wissenschaftlichen Medizin bislang die »positivistisch-mechanistische Haltung« (J. Meinertz) allein zulässig. Wenn sogar kein Geringerer als G. R. Heyer in Hinblick auf die Gynäkologie schreibt, er habe leider nicht den Eindruck, daß die Erkenntnisse der Psychotherapie die breitere ärztliche Welt genügend durchdrungen hätten, so scheint doch, daß sich für unsere Bestrebungen in der Entbindungskunst günstigere Aussichten abzeichnen. Damit ist aber die Notwendigkeit verbunden, daß wir uns im Sinne von *Dick-Read* bemühen, den Frauen ein Mindestmaß an Kenntnissen von Schwangerschaft, Entbindung, Geburtserlebnis und Mutterschaft zu vermitteln. Nicht selten führt sie erst von da der Weg zu den Geburtshelfern.

Neben Ärzten, Hebammen und Krankengymnastinnen, aus denen sich die »geburtshilflichen Gruppen« vorwiegend zusammensetzen, interessieren sich seit einiger Zeit auch die Atemtherapeuten für die Vorbereitung auf die naturgemäße Entbindung (vgl. *R. Hellmann:* »Zur Bedeutung der Atmung für die natürliche Geburt nach Dick-Read« in »Atem und Mensch« 1/1959). Wichtig ist ein reibungsloses Miteinanderarbeiten aller Hilfsmethoden und ihre Koordinierung zur bestmöglichen Vorbereitung der werdenden Mütter, dem «Antenatal-Training« (vgl. v. Verf.: »Zur Vorbereitung auf die natürliche Geburt nach Dick-Read« in »Dt. Hebammen-Ztschr.« 3/1959).

Die *vorgeburtliche Ausbildung* wird in den anglo-amerikanischen Ländern von den »Physiotherapists« durchgeführt. In der *Bundesrepublik* besteht nach den neuesten Unterlagen für den Werdegang dieser Ausbilderinnen keine einheitliche Vorschrift. Der Arzt wird meistens nicht in der Lage sein, die Übungen ständig durchzuführen. Hierfür kommen in erster Linie qualifizierte *Krankengymnastinnen* in Frage. Heute werden bereits die Schülerinnen der Krankengymnastikschulen in dieser Richtung ausgebildet. Die *»Dick-Read-Gesellschaft«* ist bestrebt, auch den freiberuflich tätigen Krankengymnastinnen, Hebammen, Atemtherapeutinnen und Krankenschwestern Lehrstätten zu verschaffen – vorwiegend für die Aus- und Weiterbildung im «Antenatal-Training«. Im Verein mit dem IX. Psychotherapie-Seminar *(Dr. Graf Wittgenstein)* Ende September 1958 in Freudenstadt hat *Dr. G. Krebs,* Villingen, einen weitgefaßten Kurs durchgeführt, der wiederholt werden soll. Eingeleitet wurde er durch einen Vortrag des Verfassers: »Schmerz oder Erlebnis der Entbindung« (in »Wege zum Menschen« 1/1959).

Grundlagen und Richtlinien für die Vereinheitlichung der aufgezeichneten Ausbildung müssen noch erarbeitet werden. Weitere Ausbildungsstätten mit nicht zu eng begrenzten Möglichkeiten sind zu erwarten; sie bedürfen natürlich der Mitarbeit versierter Ärzte. Eine Einschränkung sei mir aus der Erfahrung gestattet: nicht jede Bewerberin, die an ihre »Berufung« für das vorgeburtliche Training glaubt, ist tatsächlich dazu berufen – und das muß berücksichtigt werden. Auch hier ergibt sich das alte Problem von Persönlichkeit und Eignung.

Eine Schwierigkeit liegt darin, daß die Krankengymnastinnen wenig von Geburtshilfe, und andererseits die Hebammen kaum mehr von Gymnastik, Atemtechnik und Entspannungslehre oder geburtshilflicher Psychologie verstehen. Hier hat der Arzt die Aufgabe und die Möglichkeit zur Überbrückung verschiedener Arbeitskreise, um deren Zusammenschluß zu fördern. Die Krankengymnastin soll am Entbindungsbett die Erfolge ihrer vorgeburtlichen Arbeit selbst beobachten und beurteilen lernen; dann aber soll sie bei Bedarf Hilfen und (Bindegewebs-) Massagen zur Geburtserleichterung anwenden können, wenn es angebracht erscheint. Dabei bekommt andererseits die Hebamme Einsicht in die Tätigkeit der Krankengymnastin und deren Möglichkeiten (Körperschulung, Atmungs- und Entspannungslehre).

Wenn aber eine Hebamme die »natürliche Geburt« nur grundsätzlich bejaht, ohne sich die Grundlagen anzueignen und sich gelegentlich bei den Schwangerschaftsübungen einzufinden, so wird man von ihr für die natürliche Entbindung nicht viel erwarten dürfen. Es ist nicht sehr befremdend, daß Frauen, die ein geburtshilfliches »Konditionstraining« mitgemacht haben, in ihrer Kritik an den ihnen von den Geburtshelfern gebotenen »Hilfen« zuweilen recht offen sind oder sich sogar widersetzen, wenn zum Beispiel die Atemführung nicht stimmt oder ihre Entspannungslage gestört wird. Mehrmals berichteten Mütter, die hier gut ausgebildet waren, daß sie andernorts von nicht mit den Vorgängen vertrauten Geburtshelfern beim vermeintlichen Einschlafen in der Entspannung gestört worden seien; oder man mißdeutete die Wehen als zu schwach, weil sie ja keine Schmerzen machten. Somit wurde auch der Beginn der Austreibungsperiode entweder nicht erkannt oder er kam recht unerwartet.

Entbindungen nach *Dick-Read* pflegen meistens in einer ruhig-freudvollen Atmosphäre ohne »Kreyschen«, gemächlich-leicht, aber trotzdem zügig zu verlaufen. Mehrmals habe ich in meiner Klinik ältere Hebammen, Krankengymnastinnen und -schwestern zu unseren Entbindungen zugezogen. Sie haben die leise Entbindungsweise und das bewußte Miterlebenlassen, bei dem die Mutter im Spiegel beobachtet, wenn sich das Kind ans Licht drängt, in kurzer Zeit überaus schätzen gelernt und auch verstanden, sich darauf einzustellen. Vielleicht kann man anderen, insbesondere auch jüngeren Hebammen damit ein Vorbild geben, denn ich muß leider aus meiner Sicht sagen, daß ich mehr Krankengymnastinnen gesehen habe, die sich einige geburtshilfliche Kenntnisse erwerben wollten, als Hebammen, die sich auf dem anderen Gebiet ernsthaft umgetan haben. Dabei sind wir uns mit den leitenden Hebammen auf der Tagung 1957 in Kiel darüber klargeworden, daß sich so – vor allem auch in Gegenden ohne Krankengymnastin oder bei geringerer Geburtenzahl – eine Erweiterung des Aufgabenbereichs für die Hebammen ergeben könnte. Der Persönlichkeit und wirklichem Können sind hier weiter Spielraum geboten. Gibt es doch für die Lehren *Dick-Reads* keine einengenden Vorschriften wie beispielsweise bei der medikamentösen geburtshilflichen »Therapie«, die letzthin – teilweise sehr übertrieben – wieder fröhliche Urständ feierte. Es hat keinen Sinn, hier kleinliche Eifersüchteleien oder Kompetenzstreitigkeiten auszutragen, denn in der Geburtshilfe nach *Dick-Read* kann einer vom anderen lernen. Ich stehe jedenfalls nicht an, für mich festzustellen, daß ich mancher guten Hebamme etwas abgesehen und andererseits auch von vielen Krankengymnastinnen in verschiedenen Ländern mancherlei gelernt habe.

Neben überwiegend erfreulichen haben wir im Laufe der Zeit auch manche unangenehmen Erfahrungen bei der Auslegung oder Durchführung der *Dick-Read*schen Lehrsätze gemacht. Wenn es auch schlechte Therapie überall geben kann, so scheint mir doch der Hinweis auf den deutlichen und beherzigenswerten Rat einer Hebamme angebracht: »Man kann nicht nur ein bißchen nach *Dick-Read* arbeiten!« Das gilt selbstverständlich für die gesamte Arbeit der Geburtshelfer. Man muß die Methode erst nach den vorliegenden Grundlagen erarbeiten und lernen, sie zu beherrschen, ehe man daran herummodelt oder gar sie bekrittelt.

Die Vorbereitung soll die werdende Mutter dazu bringen, daß ihr Selbstwertgefühl in der Stunde der Bewährung so gefestigt ist, daß die Wehentätigkeit eurhythmisch verläuft und die Entbindung sich harmonisch gestaltet. Ähnlich wie beim »Gesetz vom geringsten Zwang« soll die physische und psychische Ökonomie möglichst gewahrt werden.

Wenn wir uns bemühen, Schwangerschaft und Geburt den Lebensgesetzen entsprechend möglichst leicht, inhaltsvoll und erlebnisreich zu gestalten, so gilt dies Bemühen natürlich in erster Linie der Frau und Mutter. Aber auch der Geburtshelfer, der an der Verwirklichung des »Leitbildes der Eutokie« mitarbeitet, erlebt mit der Zeit eine Wandlung, eine neue Einstellung zum Geburtsgeschehen, die ich kürzlich als »eine Art Konversion« zu umreißen versucht habe. Für die Bereicherung der Gefühlswerte, die Erweiterung und Vertiefung der Erlebnissphäre bei dem großartigen Naturvorgang der Geburt können alle Beteiligten nur voller Dank und tief beglückt sein.

Hamburg, im Januar 1959. Rudolf Hellmann

ZUR DRITTEN AUFLAGE

Vor *Dick-Read* gab es noch keine zusammengefaßte, auf Erfahrung und wissenschaftlicher Erkenntnis begründete Psychologie der Geburtshilfe. Vorgänge, die bis dahin nur erahnt oder intuitiv erfaßt worden waren, erschienen nun in einer neuen Betrachtungsweise mit entsprechenden geburtshilflich-psychotherapeutischen Folgerungen. Die Richtigkeit dieser Lehre erwies sich durch eindeutige Erfolge in fast allen Ländern der Welt.

Am 8. Juli 1959 fand sich in London ein internationales Gremium in »The Royal Parish Church of St. Martin-in-the-Fields« zu einem feierlichen »Memorial Service« ein. In der Tagespresse erschienen zahlreiche Nekrologe. In einer Reihe von Fachzeitschriften (Med. Klinik 1959, 36/1681, Deutsche Hebammen-Zeitschr. 1959, 8/257, Medizin heute 1960, 2/66) konnte ich Werk und Persönlichkeit meines Freundes *Dick-Read* würdigen. Wir wurden uns erneut darüber klar, welch große Bedeutung die fruchtbaren Impulse in Theorie und Praxis erlangen, die *Grantly Dick-Read* der Geburtshilfe unserer Zeit gegeben hat.

Wenn man einstmals *Ignaz Semmelweis* den Ehrentitel »Retter der Mütter« zuerkannt hat, so wird man heute mit Recht *Grantly Dick-Read* als »Helfer der Mütter« bezeichnen dürfen.

Hamburg, im März 1960. Rudolf Hellmann

ZUR VIERTEN AUFLAGE

Die Verbreitung der »Ars obstetricia psychologica«, der psychologisch ausgerichteten Geburtshilfe, bewies der »1. Internationale Kongreß für Psychosomatische Medizin und Mutterschaft« in Paris vom 8.–12. 7. 1962 unter der Ägide von *Dr. L. Chertok*. Dort fand zwischen Vertretern von 21 Ländern eine weltweite wissenschaftliche Disputation über die von *Dick-Read* aufgegriffenen Probleme statt. Auch nichtärztliche Teilnehmer, die sich mit der naturgemäßen Geburt, insbesondere der Vorbereitung darauf (»Antenatal Training«), befassen, berichteten über ihre Erfahrungen. Unsere deutsche Gruppe war dabei erfreulich stark vertreten. – Wir haben auf die Bereicherung der Gemütswerte durch das »sehende Erleben der Entbindung« hingewiesen. Mein Nachwort zur 11. Auflage von MUTTERWERDEN OHNE SCHMERZ – DIE NATÜRLICHE GEBURT geht auf die Beobachtung des sich ans Licht drängenden Kindes im Spiegelbild durch die Mutter näher ein. In dem unserer Klinik angegliederten »Dick-Read-Institut« werden die zukünftigen Mütter bereits in den Vorbereitungskursen darauf hingewiesen, daß ihnen eine »Offenbarung der Niederkunft« durch Inaugenscheinnehmen ermöglicht wird. Wir beobachten immer wieder, wie die natürliche Geburt dadurch erleichtert und das Glück und die Freude vermehrt werden.

Hamburg, im September 1962. Rudolf Hellmann

ZUR FÜNFTEN UND SECHSTEN AUFLAGE

Der Chronist steht noch unter dem Eindruck der 14. «Lindauer Psychotherapiewoche», die sich in diesem Jahr besonders umfassend gestaltete. Ihr Leiter, Dr. H. Stolze, hatte eine Gesamtschau der Psychotherapie mit ihrer Anwendung in den einzelnen Fächern der Medizin dargeboten. Neben Vorlesungen bekannter Psychotherapeuten des In- und Auslandes unter dem Leitthema «Vom Erlebnis» kamen jeweils erfahrene Fachärzte zu Wort. Mir war dabei die Geburtshilfe in einem Referat nebst Colloquium und Arbeitsgruppe übertragen worden; dazu kamen Vorführungen von Filmen und Schwangerschaftsübungen.

Die Tagung stand im Schatten des kürzlich erfolgten Todes von Prof. E. Speer, des Schöpfers der Lindauer Psychotherapiewochen und der Erlebnislehre, und anderseits im Zeichen der Vorfreude auf den bevorstehenden 80. Geburtstag von Prof. J. H. Schultz. Den Höhepunkt stellte dessen Vortrag «Die Psychotherapie in der Medizin» dar. Prof. A. Friedemann würdigte in seiner Festrede diese beiden Wissenschaftler. Seine Ausführungen zeigten, wie sehr die wegbereitenden Arbeiten von E. Speer und namentlich von J. H. Schultz auch für die Ausweitung der *Dick-Read*schen Lehre und der «Psychologisierung der Geburtshilfe» von Bedeutung waren. Frau Springborn, Vorsitzende der westdeutschen und internationalen Hebammenverbände, die sich unermüdlich um die Psychologisierung der Hebammenkunst einsetzt, berichtete dort in unserem Kurs von ihren Erfahrungen mit dem »Antenatal Training«. Wir sind uns darüber einig, daß die Vorbereitung der werdenden Mütter zumeist ohne überspitzt-perfektionierte gymnastische Übungen und analytisches Arbeiten erfolgen kann und muß, da man sonst Lernende und Lehrende überfordert. Beschränkung auf Einfaches und Wesentliches ist besser als modifizierende Kompliziertheit, die der Ausbreitung eines Verfahrens hinderlich ist. Alle Vorübungen sollen zu dem Ziel einer erlebnismäßig gestalteten, naturgemäßen Geburt im Sinne *Dick-Reads* hinführen. Die gesamten Vorgänge muß der psychologisch geschulte Geburtshelfer überblicken und ausrichten können, zur Durchführung der Entbindung jedoch ist er allein berufen.

Oft bewährte es sich, wenn wir Weg und Ziel auf den ganz einfachen, aber einprägsamen Nenner brachten:
»Kinderkriegen muß man lernen, dann geht es
leichter, schneller und schöner.«

Hamburg, im Mai 1964.   Rudolf Hellmann

ZUR SIEBTEN UND ACHTEN AUFLAGE

Am 20. 6. 1969 wird Prof. Dr. med. J. H. Schultz, Berlin, 85 Jahre alt. Ihm sei dieses kurze Nachwort gewidmet. Man hat ihn schon vor langer Zeit mit dem Ehrentitel eines »Praeceptor psychotherapiae Germaniae« bedacht. Er ist die letzte ragende Säule aus der Reihe der alten deutschen Psychotherapeuten. Durch seine Arbeiten wurden alle Gebiete der Medizin – einschl. der Geburtshilfe – befruchtet und bereichert. Auf die Bedeutung von J. H. Schultz für die Lehre von Hypnose und Neurose sowie sein autogenes Training kann hier nur noch einmal hingewiesen werden.

Die Hypnose hat für andere Fächer der Medizin größere Bedeutung als in der Geburtshilfe erlangt, während sich mit dem autogenen Training – das aber stets vom Arzt angewandt werden muß – schöne Erfolge erzielen lassen. So sehr wir es begrüßen, wenn unsere werdenden Mütter das autogene Training bereits beherrschen, so möchte ich ihm doch grundsätzlich für die Zeit der Schwangerschaft und Entbindung einen festen, aber begrenzten Platz zuweisen. Die Indikation beginnt dort, wo neurotische Fehlhaltungen eine ärztlich geleitete autogene Heilarbeit erforderlich erscheinen lassen.

Die psychologisch ausgerichtete Geburtshilfe befaßt sich vorwiegend mit gesunden Schwangeren. Gegebenenfalls bewegt sie sich noch im Vorfeld der Neurose – also im Einzugsbereich der Psychotherapie. Dabei haben wir hierzulande nun schon seit zwei Jahrzehnten mit dem antenatalen Training Dick-Reads gute Erfolge. Diese Begrenzung muß zur Vermeidung von Unklarheiten allen Geburtshelfern bewußt sein – insbesondere auch den Hebammen mit ihren Möglichkeiten der psychologischen Einflußnahme auf die werdenden Mütter. Es soll aber eindringlich hervorgehoben werden, daß man die Methodik in Theorie und Praxis erlernen muß, wenn man sich bei Übungen mit Schwangeren und am Entbindungsbett damit befassen will (vgl. Deutsches Ärzteblatt, 1964, Heft 33–34, S. 1767–1770).

Wenn in der Entfaltung des Lebens das Psychische immer mehr von einem Mittel der »Daseinsbewältigung zu einem solchen der Daseinsbereicherung«, und wenn schließlich ein »höchstmöglicher funktioneller Lebensreichtum« angestrebt wird, so sollte man das bei dem im wahrsten Sinne des Wortes »lebens-wichtigen« Vorgang der Geburt entsprechend berücksichtigen.

Hamburg, im Mai 1969.   Rudolf Hellmann

Nach Dick-Reads Lehre sind Angst und Unwissenheit die schlimmsten Feinde der natürlichen Entbindung. Weitere Informationen erhalten Sie durch das allgemeinverständliche, grundlegende Buch MUTTERWERDEN OHNE SCHMERZ – DIE NATÜRLICHE GEBURT. *Das umfangreiche Nachwort »Aus Theorie und Praxis der natürlichen Geburt« von Dr. med. Rudolf Hellmann berichtet über den gegenwärtigen Stand der Methode Dick-Read und gibt eine Übersicht über in Deutschland gemachte Erfahrungen. Mit diesem Buch begründet Dr. Dick-Read seine Methode der natürlichen Geburt.*

INHALT

Vorwort 5

An Frauen, die ein Kind erwarten 7

Kurse für werdende Mütter 10

Aufklärungsunterricht 10
Befruchtung (12) · Die monatliche Regel (12) · Die Gebärmutter (13) · Die Entwicklung des Embryos (13) · Reife des Kindes (14) · Die Geburt — Berechnung des Geburtstermins (14) · Beginn der Geburt (15) · Die Ursache des Schmerzes bei der normalen Geburt (16) · Angst — Verkrampfung — Schmerz (17)

Zusammenfassende Übersicht der Geburtsphasen und körperlich-seelischen Wechselwirkungen 19

Atmung 21

Entspannung 23

Körperhaltung während der Geburt 26

Gymnastik 29

Schwangerschaftshygiene 35

Der Ehemann 38

Nachwort des Herausgebers 41